毎日の体調がよくなる本

ちょっとしたことだけど効果的な方法50

順天堂大学医学部教授
小林弘幸

興陽館

本書、

『毎日の体調がよくなる本』は、長年体の研究を続けてきた、

私からの贈り物です。

はじめに

毎日の体調をよくする方法

本書は毎日の体調がよくなるために読む、いちばんの本です。

毎日、気持ちよく朝を迎えることができるなら、こんなにいいことはありません。

あなたは、朝起きると疲れている、会社や学校に行くのが憂鬱なときってありませんか。

なぜかイライラしたり、寝つきが悪くなったり、食欲がなくなったり、逆に食べすぎになったり、肩こりや頭痛がひどくなったり……。

実は、あなただけではない、今多くの人がこうした「体調不良」に悩んでいます。

私はコロナ後遺症の研究もしていますが、コロナ禍の結果、体調悪化の人たちが増えています。コロナにかかった人もそうでない人も不調を訴えています。

アフター・コロナ禍からはっきりと体調不良に悩む人は増えています。

かつてないほど多くの人の体調が乱れていることを、ひしひしと感じています。

なぜ体調が乱れるのか、
ここでのキーワードは、自律神経です。

自律神経とは体の調子を整える神経で、これが乱れると、体のあちこちに原因不明の不調があらわれます。例えば、器官がうまくはたらかなくなったり、血液の流れが悪くなったり、腸の活動が悪くなったりします。免疫力も落ちてしまい、感染症などの病気にもかかりやすくなります。コロナ禍から自律神経が乱れる人が急増しているのです。

つまり逆に言えば、自律神経を整えれば、自然に体調はよくなっていくのです。

この本では、自律神経を整えて毎日の体調がよくなる健康法50個をご紹介します。

すぐに簡単にできる、具体的で効果のあることばかりです。

あなたもちょっとした努力や工夫で、体のバランスを保ち、健康を保つことができます。

ぜひ、はじめてみてはいかがでしょうか。

考えてみれば、一日をどういう体調で過ごすか、ということはとても重要です。

あなたも毎日、気持ちのよい朝を迎えてみませんか。

第2章 呼吸は深くゆっくりと …… 47

第3章　食事は時間をかけてよくかんで

第4章 よく眠れば体調はよくなる……91

第5章 休む習慣でバランスをとる

第7章 血流をよくすれば体調がよくなる

第1章

これをやるだけで体調はよくなる

1. 目覚めに1杯の水を飲む

●一気に飲む

人は水なしでは生きられません。成人の体の約60%は「体液」と呼ばれる水分で、血液も約半分は水分です。また、体内の水は体調とも深いかかわりがあります。あなたも水を上手に飲む習慣を身につけましょう。

例えば、水を飲むと胃腸の神経が適度に刺激され、副交感神経のはたらきが高まります。

特に朝は効果的です。寝ている間は水を飲まないので、水を飲むと腸が刺激されて動き出します。また、副交感神経が下がりすぎるのを防ぎ、交感神経との釣り合いがとりやすくなります。

朝起きたら口をゆすいでうがいをし、常温の水を飲むようにしましょう。その際、コップ1杯の水を「一気に」飲むのがコツです。腸への刺激が起こりやすくなり、ぜん動運動も始まって排便もスムーズになります。

●ストレスを感じたら1杯の水

気分転換をしたいときは水を飲むという習慣をつけましょう。

特に「緊張している」「イライラしている」「だるい」「おっくう」と思ったら、コップ1杯ほどの水を飲む。オフィスなら、ミネラルウォーターを自動販売機まで買いにいかなくてはなりませんが、部屋にいれば気軽に実践できるはずです。量は1日あたり1・5リットルが目安。

水をこまめに飲む習慣が心と体の調子を整えて、仕事や家事、作業のパフォーマンスを上げてくれます。

朝のスタートはうがいから

大切な1杯の水を

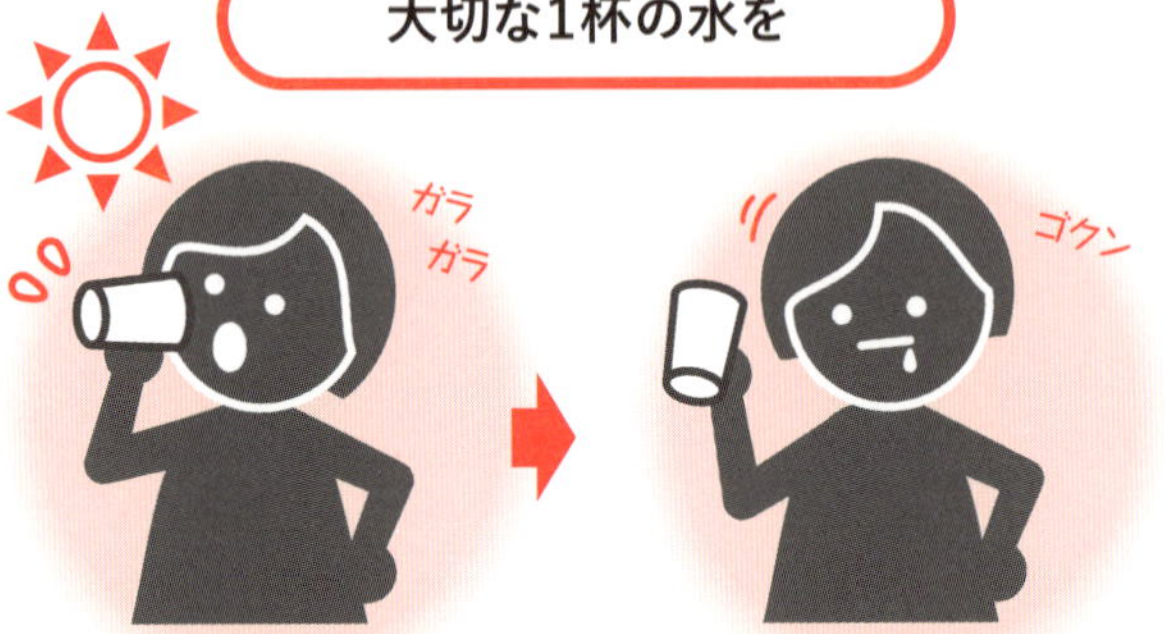

起床後、
まずはうがいをする

コップ1杯の水を一気に飲む
腸への刺激により排便もスムーズ

気分転換にも効果的

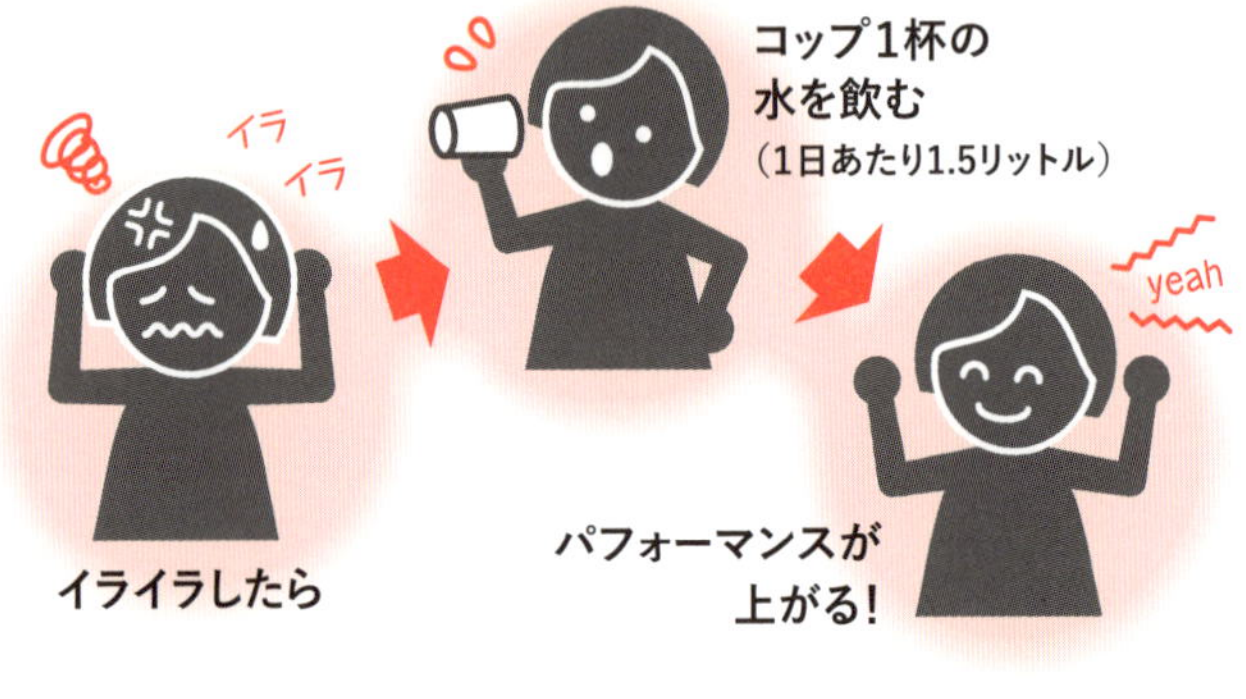
イラ
イラ
コップ1杯の
水を飲む
（1日あたり1.5リットル）
yeah
イライラしたら
パフォーマンスが
上がる！

2. 太陽の光を部屋に入れる

●太陽の光でリセット

人の体は、体温やホルモン分泌などが1日の中でリズミカルに変化します。このリズムを作り出す人体のメカニズムを「体内時計」と呼び、やはり自律神経とも関係します。

実は、体内時計の周期は1日よりも少し長い25時間で、人の体は太陽の光を感じることでリセットして、1時間のズレを解消します。

あなたも**朝起きたら、太陽の光をたっぷりと部屋に入れましょう。**それだけで体内時計のリセットが促され、心身のリズムが整います。

●幸福物質を増やす

人の精神面に大きな影響を与える神経伝達物質があります。「セロトニン」と呼ばれるものです。この「幸福物質・快感物質」ともいわれる物質は、約95%が腸壁で作られ、残りの数%は脳内で作られます。余談ですが、うつ病の人はこのセロトニンの分泌量が脳内で少ないことがわかっています。

朝、太陽の光をしっかり感じれば、自律神経やホルモンの分泌などさまざまな体調のリズムがよくなります。腸内環境もよくなって、1日の始まりから幸福感をもたらすセロトニンの分泌を増やせます。すると、夜には睡眠ホルモンである「メラトニン」も多く分泌されるようになり、あなたにも良質の睡眠がもたらされ、気持ちのいい朝が迎えられるようになります。

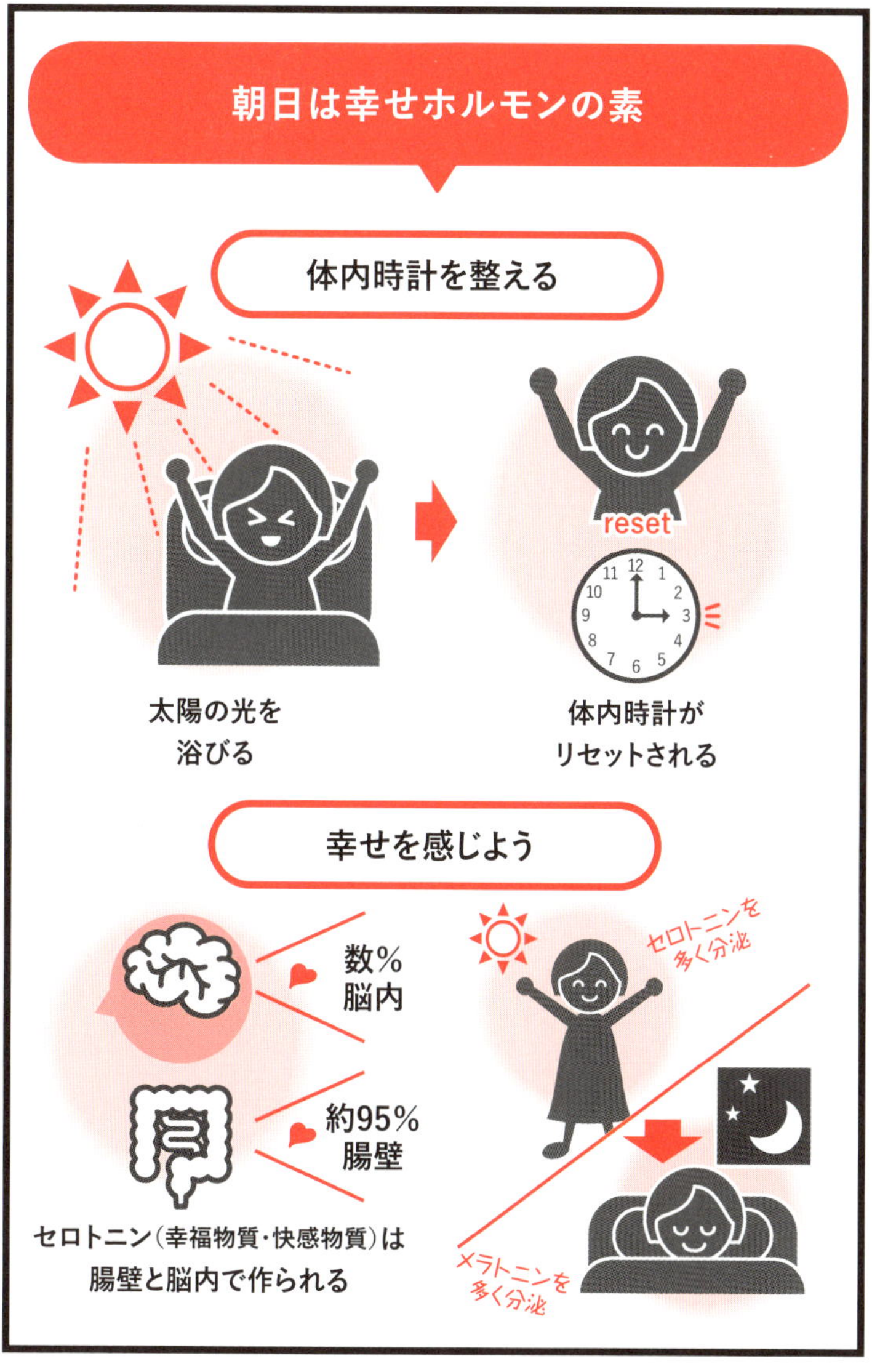
朝日は幸せホルモンの素
体内時計を整える
太陽の光を
浴びる
reset
12
1
2
3
4
5
6
7
8
9
10
11
体内時計が
リセットされる
幸せを感じよう
数%
脳内
約95%
腸壁
セロトニン（幸福物質・快感物質）は
腸壁と脳内で作られる
セロトニンを
多く分泌
メラトニンを
多く分泌

3. ストレッチでやさしく目覚める

●腸のはたらきをよくする

食道から胃・腸には、たくさんの神経細胞で構成される「腸管神経」が張り巡らされ、これは「第二の脳」とも呼ばれています。この腸と自律神経は密接にかかわっていて、自律神経を整えることは腸のはたらきをよくすることにつながります。また、腸のはたらきをよくすることは自律神経のバランスを整えることにつながり、神経伝達物質の分泌も促し、心身の調子をよくします。**朝、目が覚めたら、腸もやさしく目覚めさせましょう。3〜5分ほどストレッチをすると効果的**です。あなたも昼や夜も、わずかな時間を見つけてこまめにやってみましょう。

●部屋でできるストレッチ

①腸を刺激する

うつ伏せの姿勢になり、ひざを曲げ、両手を床について支えながら上体を反らす。そのままゆっくり深呼吸して30秒。次に、あお向けになり、腰の下にクッションを入れてひざを立て、手をクロスさせて両肩をつかみ、おへそを見るように頭と肩を浮かせる。深呼吸しながら20回繰り返す。

②お腹をしぼる

両足を肩幅くらいに開いて立ち、両手で大腸のあたりのお腹をつかむ。深呼吸しながらお腹を反らしたり、お腹をギュッとしぼったりする。次に、お腹をつかんだまま体を前へ。10回ほど繰り返す。

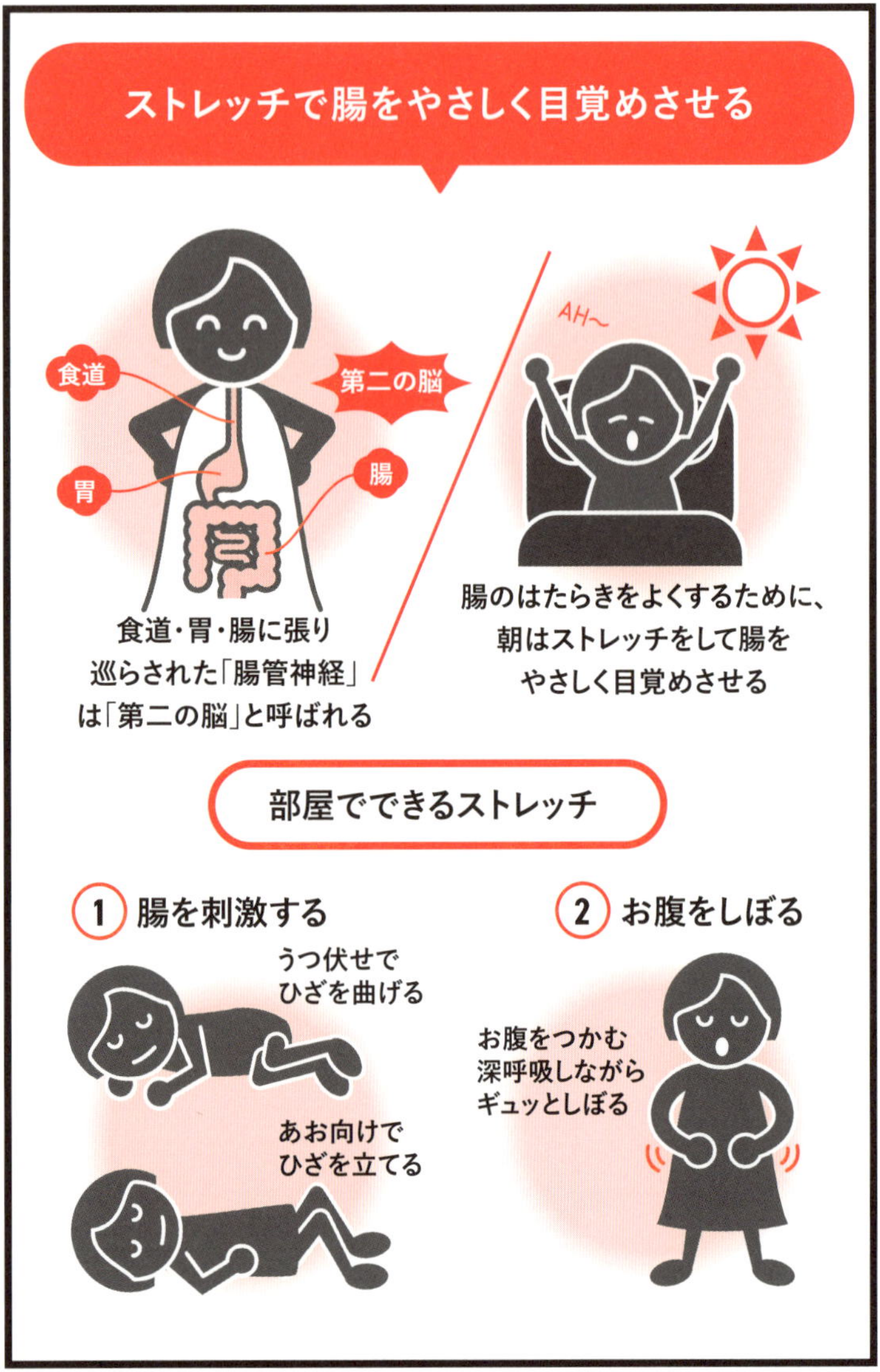
ストレッチで腸をやさしく目覚めさせる
食道
第二の脳
胃
腸
食道・胃・腸に張り
巡らされた「腸管神経」
は「第二の脳」と呼ばれる
AH～
腸のはたらきをよくするために、
朝はストレッチをして腸を
やさしく目覚めさせる
部屋でできるストレッチ
1 腸を刺激する
うつ伏せで
ひざを曲げる
あお向けで
ひざを立てる
2 お腹をしぼる
お腹をつかむ
深呼吸しながら
ギュッとしぼる

4. 早起きして朝食をゆっくりと食べる

●バランスを乱しやすい朝

自律神経は、バランスがとれている状態でも、眠っているときは副交感神経が高くなり、朝になって目覚めると副交感神経優位から交感神経優位に切り替わり、日中はその状態がほぼ続きます。そして、夜になるとまた副交感神経が優位になって、眠気が増します。**このリズムをうまく作るには朝が肝心です。**「間に合わない！」と飛び起きるような生活だと、毎朝、副交感神経を一気に低下させ、その興奮・緊張状態が夜になるまで続いてしまいます。

少し早めに起きて、ベッドの中で深呼吸やストレッチをするなどして、少しずつ副交感神経を下げていくのがコツです。

●1日の体を整える朝食

最大のポイントは朝食です。エネルギーと栄養が得られ、腸も動き出して、血液や血流の質も上がり、自律神経のバランスも整えられます。ただ、「食べなければ」という義務感からの食事はやめましょう。それがストレスになれば自律神経を乱す原因になります。

大切なのは、ゆっくりと体を目覚めさせ、副交感神経を下げすぎないようにすること。コンビニのおにぎりやサンドイッチでも、楽しくおいしく食べられれば、それでいいのです。

ストレスフリーのおいしい朝食をとれば、1日の始まりから自律神経のバランスを整えられ、気持ちのいいスタートを切ることができます。

朝をゆっくりていねいに

朝をリニューアル

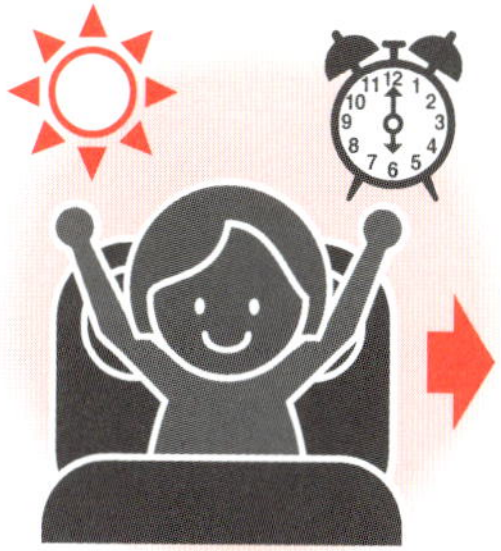

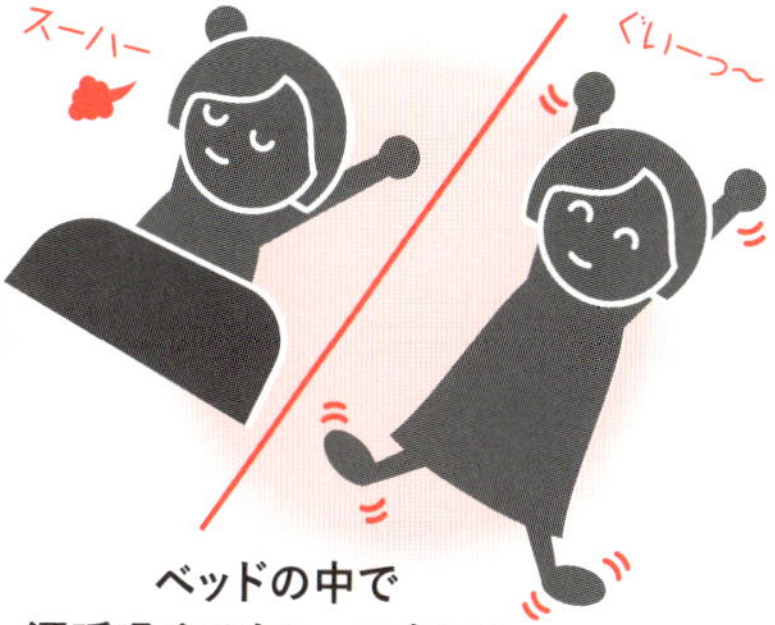

少し早めに
起きてみる

ベッドの中で
深呼吸やストレッチをして、
少しずつ副交感神経を下げていく

お気に入りの朝食を

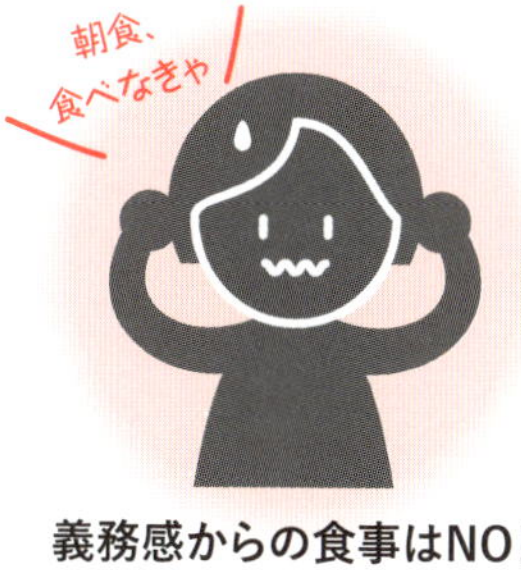

義務感からの食事はNO!

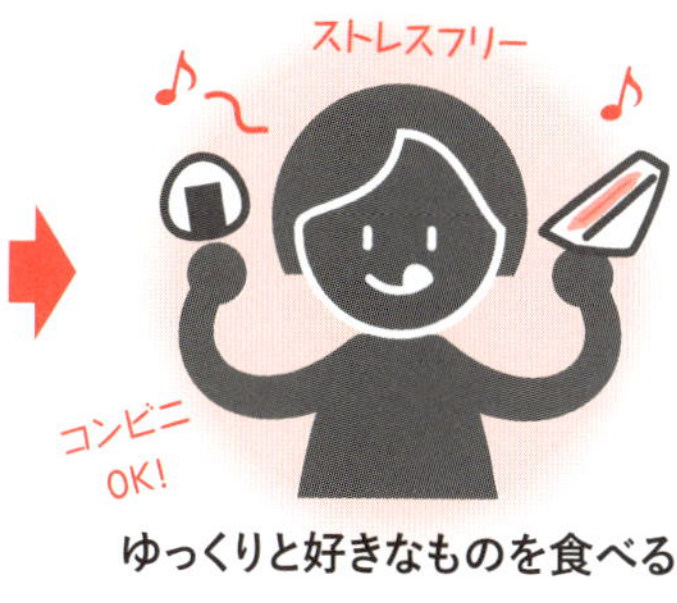

ゆっくりと好きなものを食べる

5. 1時間座ったら体を数分動かす

●座りっぱなしはリスク高

人間の体は立って動くようにできているので、座っている時間が長いと血流が悪くなったり、腸の動きが悪くなったりします。すると、自律神経が乱れ、免疫力も低下し、病気のリスクも高くなります。座りっぱなしは避けましょう。

目安は1時間座ったら体を数分動かす。 1日に4回ほど、異なるストレッチや体操をスキマ時間にするだけで、体全体がほぐれて、自律神経も整えられます。

●簡単で効果的な体の動かし方

①手首を回す

片腕を前に出してひじを曲げて手を上にする。反対側の手でひじを固定し、手首をグルグル回す。

②足首を回す

いすに座ったまま片足を反対の足のひざの上に乗せて、足首をグルグル回す。

③腰を回す

立った姿勢で片方の手で肋骨の下、もう一方の手で腰骨の上をつかみ、肛門をギュッとしぼって腰を大きく回す。左右の手を入れ替えて同様に。

④足首をゆらす

足首をつかんで片足立ちになり、かかとをお尻に持ち上げ、手を振って足首をゆらす。

⑤お腹をひねる

立った姿勢で足を開く。お腹を時計回りにひねる。左右を同様におこなう。

座ったら動くが基本

軽やかに動いてみよう

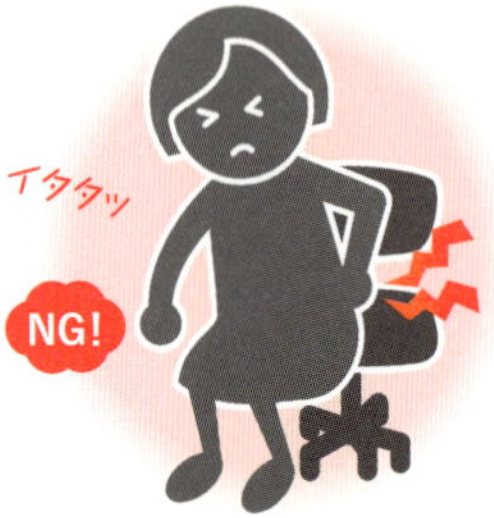

座っている時間が長いと
自律神経が乱れる

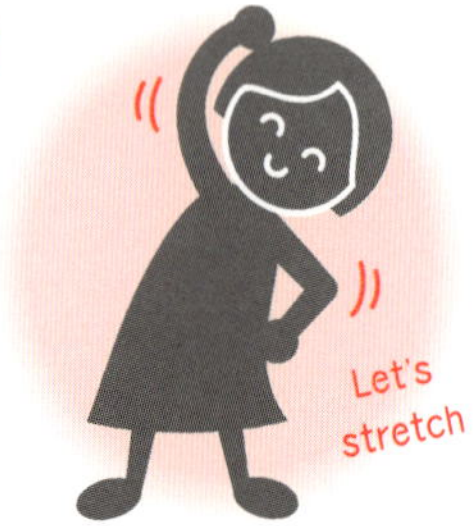

目安は1時間座ったら数分動かす
スキマ時間で自律神経が整えられる

カンタンな動きで体をほぐそう

① 手首を回す

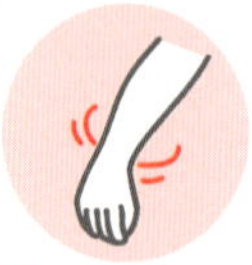

② 足首を回す

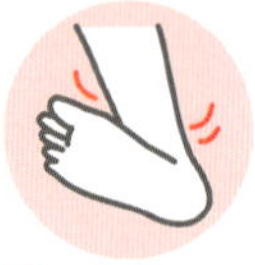

③ 腰を回す

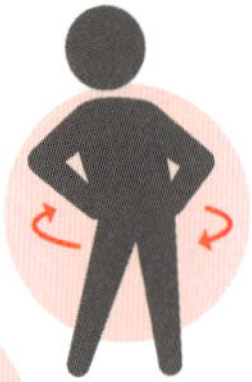

④ 足首をゆらす

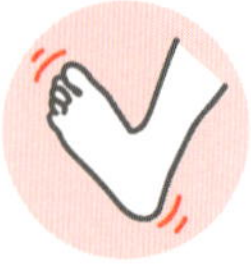

⑤ お腹をひねる

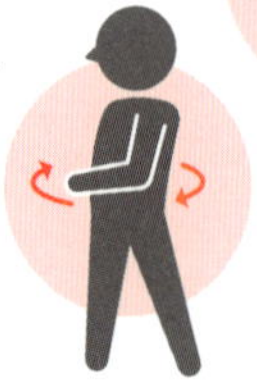

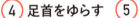

6. 笑顔を作ってこまめに鏡でチェック

●作り笑顔でも効果あり

私は、仕事をしているとき、意識して実践していることがいくつかあります。そのうちの1つは、患者さんに接するときは笑顔を絶やさないということです。経験的に、医者が笑顔でいたほうが患者さんの治りが早くなると感じてきたからです。

私は朝だけでなく、こまめに鏡で自分の顔をチェックします。**鏡を見るときは笑顔を作ります。**なぜなら、作った笑顔でも、幸福物質のセロトニンが分泌されてストレスがやわらぎ、血液の中のリンパ球が活性化して免疫力も高まるからです。近年の研究で、口角をしっかりと上げた笑顔を作ると、その表情の変化が脳に作用して副交感神経が活発になることもわかっています。

●緊張したら鏡を見る

朝起きたとき、仕事を始めるとき、休憩をするとき、意識的に笑顔を作ってみましょう。**仕事中も、緊張した状態になったときや、ストレスがたまったときは、あえて笑顔を作りましょう。**部屋に一人でいるならば、鏡をそばに置いておき、パッと笑顔を作る。こんなわずか数秒の努力で、副交感神経が高まり、緊張が少しゆるみます。すると気持ちにゆとりが多少出てきて、その分だけ思考力や集中力を高めてくれます。

一人でいる時間が長くなると無表情になりやすいので、ぜひ新しい習慣として実践してみてください。

鏡を使って笑顔のレッスン

作り笑顔の効果はバツグン!

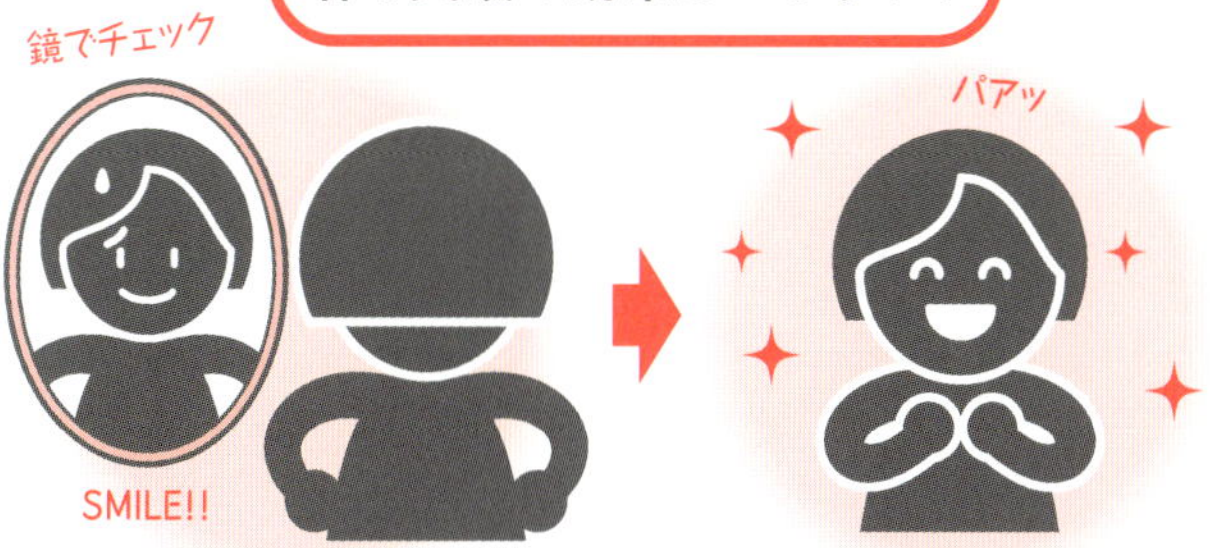

こまめに鏡で
自分の顔をチェックして
無理をしてでも笑顔を作る

幸福物質セロトニンが
分泌されて
副交感神経が活発になる

緊張しても大丈夫

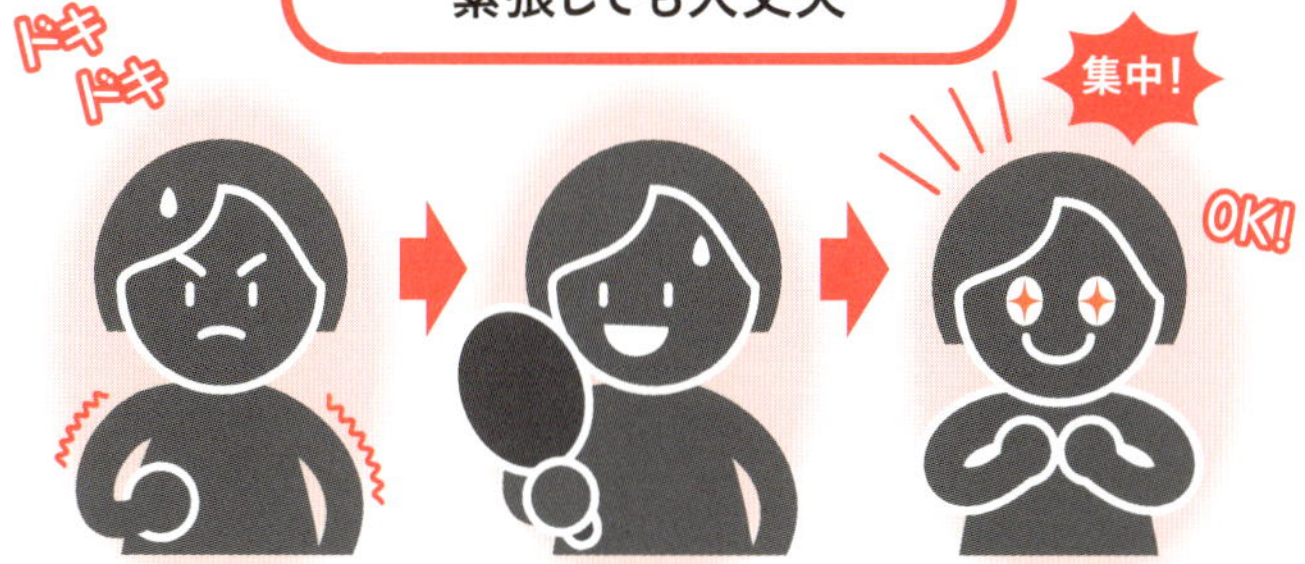

仕事や休憩中に
緊張感が高まるとき

鏡を見て
笑顔を作る

副交感神経が高まり、
緊張がゆるんで
集中力や思考力が高まる

7. 夕食は寝る3時間前には終える

●夕食は早いほどいい

仕事が忙しくなると、残業などでつい夕食の時間が遅くなってしまうものです。しかし、夜は自律神経がシフトしていく時間帯で、交感神経優位から副交感神経優位に変わっていきます。この夜の遅い時間帯に暴飲暴食をすると、自律神経のリズムが崩れてしまい、睡眠の質を落としてしまいます。すると、「寝ても疲れがとれない」となってしまいます。副交感神経のはたらきを優位にしていく夕食の習慣を身につけましょう。

夕食のタイミングは、夕方5時をすぎたら、早ければ早いほどいいです。終わりの時間も重要で、就寝の3時間前には食べ終わるようにしましょう。

夜の9時をすぎる場合は、「腹5分目」の量で、腸に負担がかかるものは避けます。魚やとり肉などの脂の少ないタンパク質と野菜を中心にするといいでしょう。

●仕事は忘れて食事に集中

前述しましたが、食事は「このように食べないと健康になれない」といった義務感ではなく、**「楽しくおいしいものを食べよう」という気持ちでいただきましょう。**自分で料理をするのなら、栄養のある食材を自分の好みで調理し、ゆっくりと食べるのです。目の前の料理に集中し、1つ1つの食材を確かめるように味わうと、食べ終わるまでの時間が長くなり満足感を得やすくなります。

夕食の時間がポイント

1分でも早めの夕食を

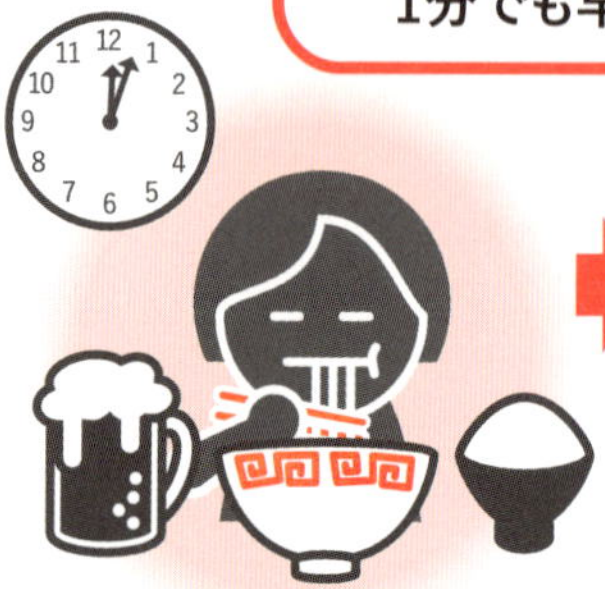

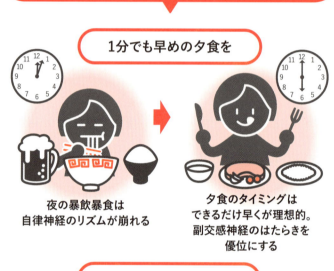

夜の暴飲暴食は
自律神経のリズムが崩れる

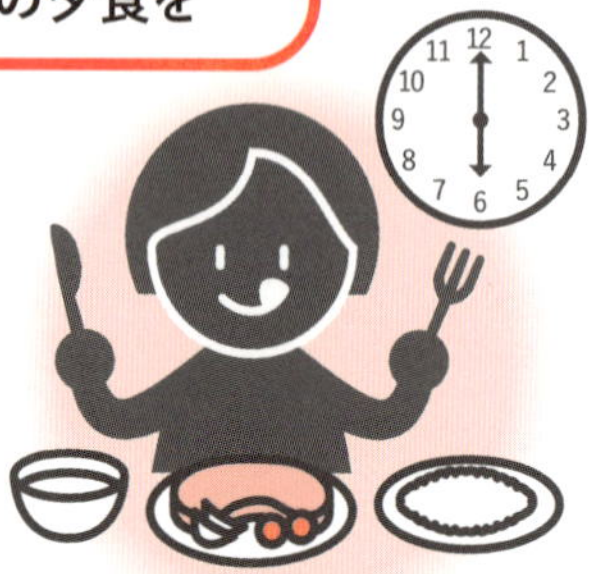

夕食のタイミングは
できるだけ早くが理想的。
副交感神経のはたらきを
優位にする

食事のときは仕事を忘れて

仕事に追われてしまうときは、
食事をとることにとらわれない

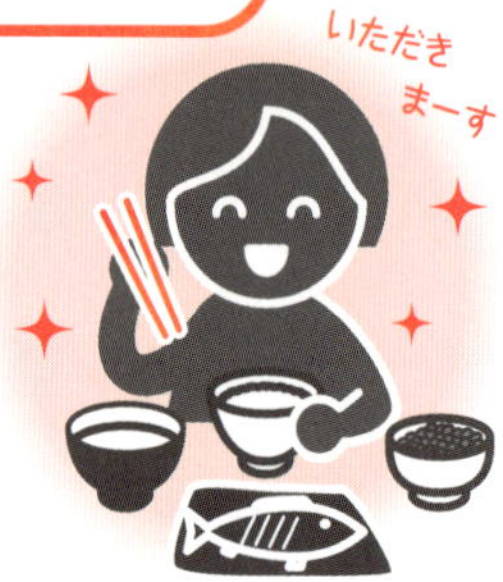

楽しくゆっくり味わうと
満足感を得やすい

8. 入浴はぬるめのお湯にはいる

●39～40℃のお湯で

1日の疲れをいやすバスタイムは、その入り方を工夫すると、交感神経優位から副交感神経優位にシフトさせ、快適な睡眠に導いてくれます。自律神経の変化のリズムをよくする入浴をぜひ習慣にしてください。

まず、**温度はぬるめがおすすめです。**熱いお湯が好みという方もいますが、夜に交感神経を刺激してしまい、自律神経のバランスを乱してしまいます。また、長時間の入浴も、水分不足による脱水症状を起こすリスクがあるので避けるべきです。副交感神経を優位にする入浴が目的なら、39～40℃のぬるめのお湯がいいでしょう。

●全身浴5分と半身浴10分

湯につかる時間は15分ほどです。このとき、**最初の5分は肩まで入りましょう。**首には自律神経に作用するセンサーが多くあります。**残りの10分は半身浴です。**この入浴法だと、腸の温度を上げすぎず、温めた体の深部温度を適温の状態に保つことができます。

あまり長く入りすぎると、体が再び興奮して交感神経が優位になってしまうので、15分をすぎたらバスタブから出ましょう。

入浴後、温まった深部体温がゆるやかに下がっていきます。すると、副交感神経がだんだんと優位になり、眠気が増して、入眠にスムーズに移行できます。

ぬるめのお湯でリラックス

39～40℃のお湯で

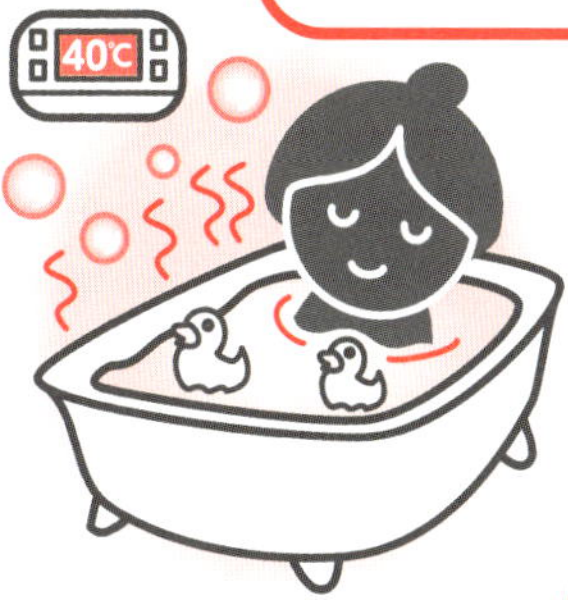

熱いお湯は、
夜に交感神経を刺激して
しまうので39～40℃で

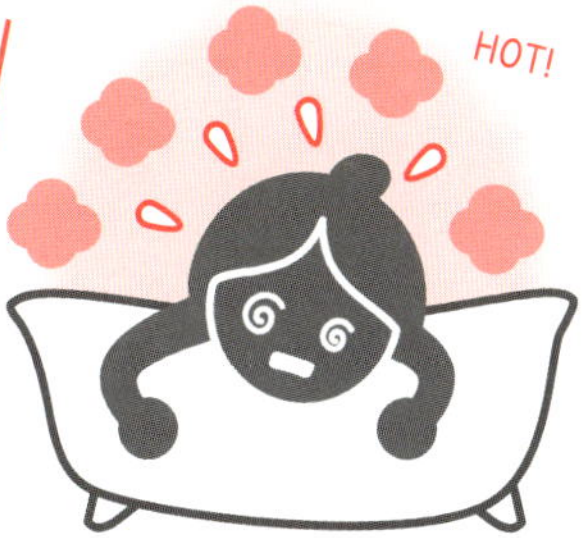

熱すぎるお湯や
長時間の入浴は
自律神経のバランスを乱す

全身浴5分と半身浴10分

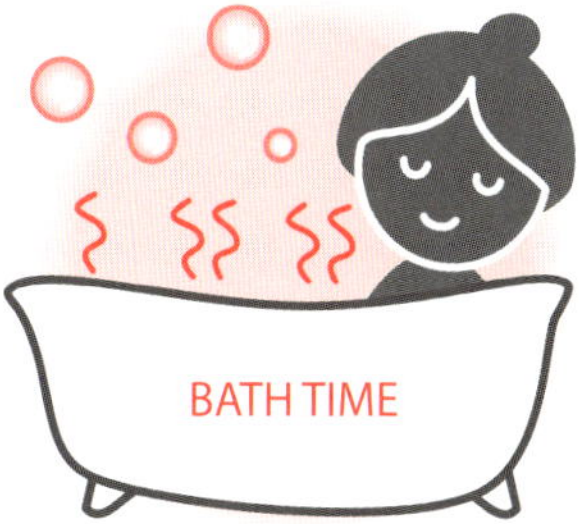

全身浴と半身浴で
温めた体の深部温度を適温に

深部体温がゆるやかに下がり、
副交感神経が優位になり、
スムーズな入眠ができる

9. 若返る習慣を持つ

●年をとると回復しにくい

年をとると新しい変化をおっくうに感じるものです。これは、変化がもたらすストレスを受けると自律神経がなかなか回復できないことを経験的に知っていて、無意識に避けようとするからです。こうなると生活がつまらない単調なものになりがちです。そんな人生を送りたいでしょうか。

大切なのは、交感神経と副交感神経のバランスをとることです。ただ、ストレスの多い環境にいると、いやでも交感神経が優位になりがちです。若いころは、副交感神経がよくはたらき、すぐにバランスを回復できますが、**男性は30歳、女性は40歳をすぎると、副交感神経のはたらきが落ちてしまいます。**

●習慣を持てば変わる

自律神経の乱れは、少し意識するだけでリカバーが可能です。患者さんを見ていても、自律神経のバランスがうまくとれるようになると、若返っていきます。逆に、交感神経だけが過剰に高い方は、常にイライラしていて、見た目も老けていたりします。

この両者の違いは、自律神経のバランスをとる習慣を身につけられたかどうかだけです。ぜひ、この習慣を持ってください。

繰り返しになりますが、ポイントは副交感神経を上げることです。この意識の変革が、人生を楽しく若々しいものにするでしょう。

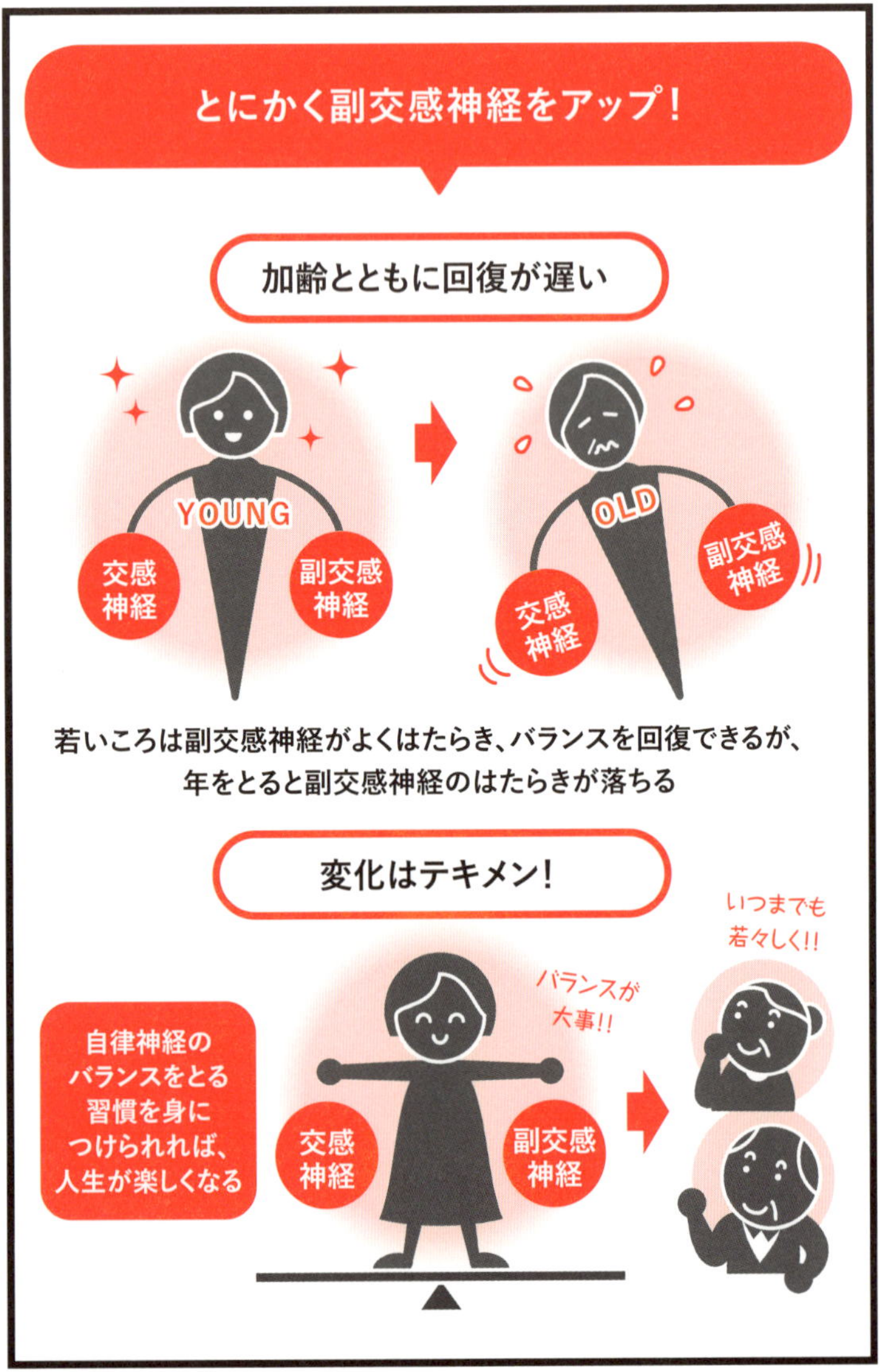
とにかく副交感神経をアップ！
加齢とともに回復が遅い
YOUNG
交感神経
副交感神経
OLD
副交感神経
交感神経
若いころは副交感神経がよくはたらき、バランスを回復できるが、
年をとると副交感神経のはたらきが落ちる
変化はテキメン！
自律神経のバランスをとる習慣を身につけられれば、人生が楽しくなる
交感神経
副交感神経
バランスが大事!!
いつまでも若々しく!!

第2章

呼吸は深くゆっくりと

10. 呼吸で体調をコントロールする

●呼吸と副交感神経

人は安心しているとき、呼吸がゆっくりと深くなります。逆に、イライラしたり、緊張したり、怒っていたりするときは、呼吸が速くなって浅くなります。これまで繰り返し「緊張したときは深呼吸」と書いてきましたが、その理由は副交感神経が優位になって、交感神経と副交感神経のバランスがとれ、血液を押し流す力がうまくはたらき出して末梢血管の血流がよくなるからです。すると、筋肉がゆるんで体がリラックスしてきて、精神的に安定していくのです。**呼吸と自律神経には強い関係があり、自分で意識できる呼吸で間接的に自律神経をコントロールできる**ようになります。

●呼吸を意識する習慣

呼吸は、よくも悪くも、体内のさまざまなところに影響を及ぼし、体の調子を変化させます。呼吸の速度や深さは意識的に変えられるので、**「浅くなっている」「速くなっている」と思ったら、ゆっくり深く呼吸しましょう。**それだけで、交感神経優位に傾いていた自律神経のバランスが回復し、末梢血管の血液量が増えて体の調子が整っていきます。

呼吸法は、自分の意思でできるもっとも簡単で無料の自律神経のコントロール法です。ストレスや加齢によって自律神経のバランスが乱れやすくなっている方は、ぜひ自分の呼吸を意識して整える習慣を身につけてください。

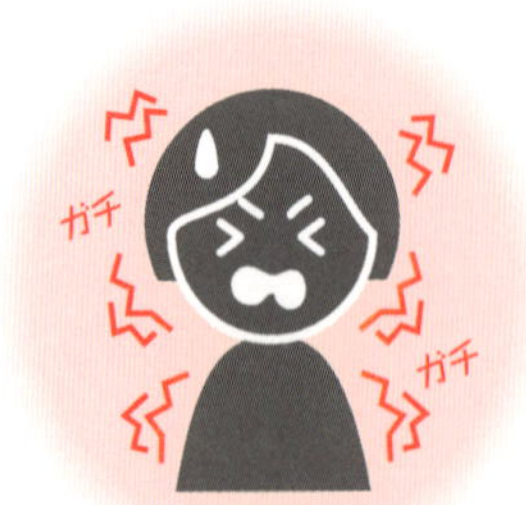

イライラ、緊張、怒り

呼吸が速く浅くなる

交感神経が優位

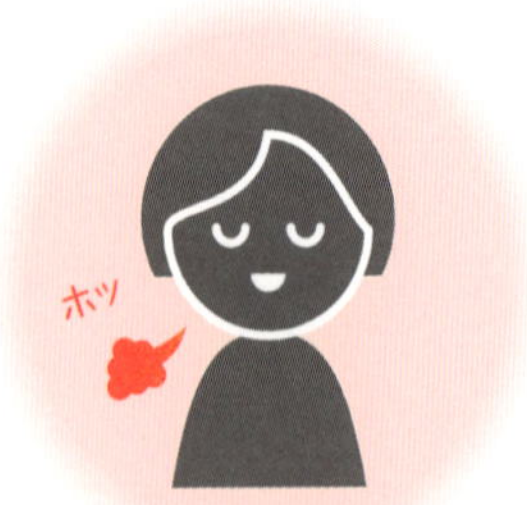

安心している時

呼吸がゆっくり深くなる

副交感神経が優位

呼吸の速度や深さは意識的に変えられる！
ゆっくりとした深い呼吸を意識しよう

交感神経と副交感神経の
バランスがとれ
血流がよくなる

筋肉がゆるんで体が
リラックス
精神的に安定する

ストレスを感じたら → 呼吸を意識して整える

11. ため息は遠慮しないでつく

●体内を一瞬で変える呼吸

長い間、末梢血管の血流量をきちんと調べるということはできませんでした。近年、末梢血管の血流量を測ることができる機械が開発され、この機械を使うことで呼吸が体にどのような影響を及ぼすかが定量的にわかってきました。

私も導入していろいろ調べたところ、もっとも驚いたのは、呼吸を止めた瞬間に末梢血管の血流が悪くなることでした。呼吸を止めると、見事と言っていいほどに末梢血管から血流が引いていくのです。呼吸が健康に少なくない影響を与えることは経験的にわかっていましたが、**呼吸が体の状態をこれほどまでに瞬時に変える**とは思っていませんでした。

●ため息の効用

この機械は、さらに面白い発見をさせてくれました。

それは「ため息の効用」です。人はため息をつく直前、たいていストレスなどで呼吸が止まっています。そして「はぁー」と息を長めに吐き出すのですが、このとき血流がよくなります。この機械などでよく調べたところ、**ため息をつくと末梢血管で少なくなっていた血流が瞬時に回復し、自律神経の乱れも回復する**とわかったのです。

私たちは無意識に、ため息に自浄作用があることを知っていて、1回だけの深呼吸をしていたのかもしれません。

部屋で一人でいるなら、ため息は遠慮せずにつき、ついでに深呼吸もしましょう。

ため息はついてもいい！　ため息の効用

呼吸1つで
体の状態が瞬時に変わる

呼吸を止める

↓

末梢血管の血流が悪くなる

**ため息は我慢するべき
というのは医学的に誤り！**

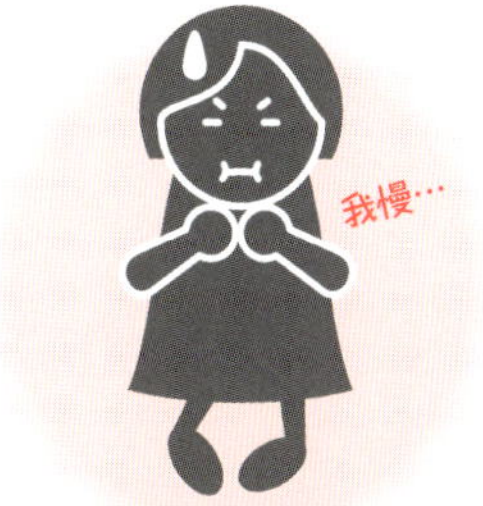

体内の酸素が不足すること
によって血流が悪くなり
体全体のパフォーマンスが下がる

行き詰まったときは
遠慮せずにため息をつこう

「はぁ〜」と長めに息を吐き出す

↓

血流がよくなる

↓

**自律神経の
乱れも回復してリラックス**

12. 1対2の呼吸法でゆっくりと長く吐く

●1日に数回この呼吸法

私はトップアスリートに対して、自律神経の整え方などについて指導することがあって、呼吸法についてはこう伝えます。

「3〜4秒でゆっくり鼻から吸って、口をすぼめて、6〜8秒かけてゆっくり吐いてください」と。

これは「1対2の呼吸法」と呼ばれるものです。**1日に何度か、この呼吸法を意識してやってみてください。2〜3分ほどできるといいでしょう。**トラブルやアクシデントが起きて緊張感が走ったら、あるいは他人から不愉快な思いをさせられたら、この呼吸法で息をする。それで自律神経が整い始めます。すると、問題解決や気持ちの整理に向かう力も出てくるでしょう。

●整った自律神経は伝わる

トップアスリートをはじめ、優れた力をどんなときも発揮できる人は、自律神経のバランスがいつもよく整っています。落ち着いていて、その落ち着きが周りの人にも伝わっていきます。

名医と呼ばれる人もそうです。百戦錬磨の名医ほど、手術室に入ると意識してゆっくりとした動きを見せたりします。すると、スタッフの緊張した表情がやわらぎ、呼吸がゆっくりと深くなり、だんだんと集中力が上がっていくのです。

このように**自律神経のバランスを整えながら仕事をすると、きっと周りによい影響を与えることができる**でしょう。

自律神経を整える「1対2の呼吸法」

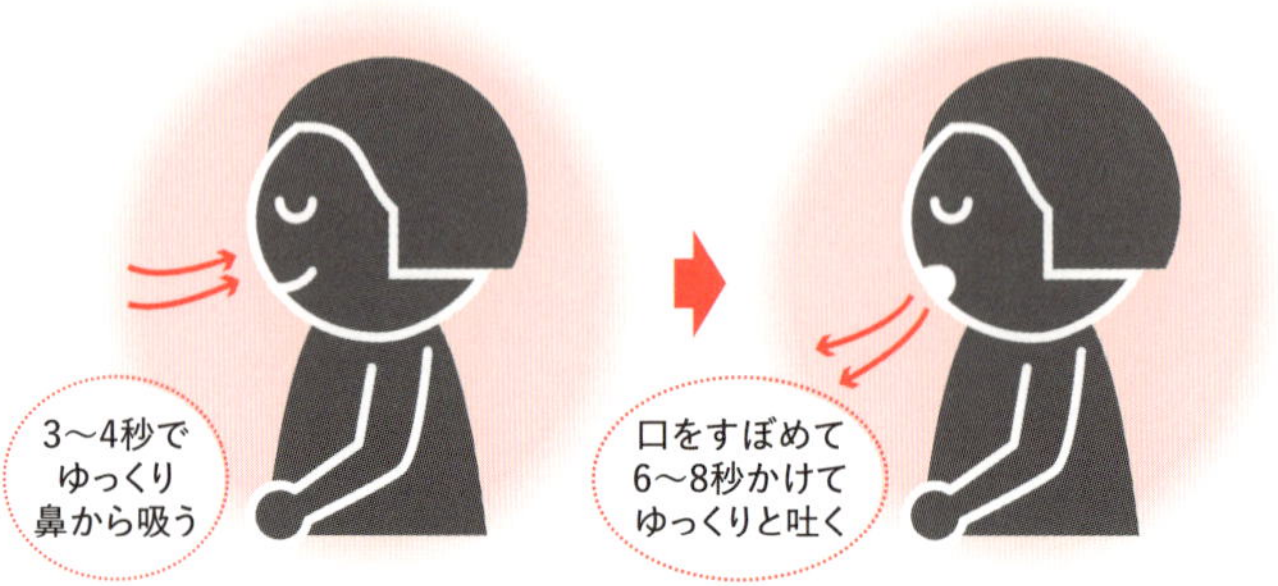
3〜4秒で
ゆっくり
鼻から吸う
口をすぼめて
6〜8秒かけて
ゆっくりと吐く

これを2〜3分ほど、
1日に数回おこなう

**イライラしたときなど、この呼吸法で息をすると
それだけで自律神経が整いはじめ
気持ちが落ち着いてくる**

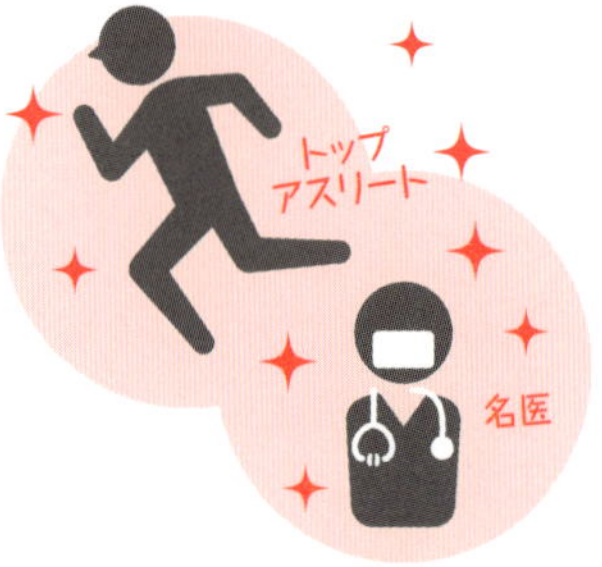
トップ
アスリート
名医

トップアスリートや名医など、
優れた力をどんな時でも
発揮できる人は、
自律神経のバランスが
常によく整っている

13. 偏頭痛や肩こりがひどいなら ゆっくり深い呼吸

●原因は血流の滞り

慢性的な偏頭痛や肩こりがどうしても治らず、長年つらい思いをしている方はたくさんいます。この原因は血流の滞りにあります。血流をよくすれば、たいてい何らかの改善が見られます。自律神経の不調から生じる便秘や下痢も同じです。ストレスなどで低下した副交感神経のはたらきを回復する習慣やノウハウを身につけて実践すれば、その症状は改善に向かいます。

特にコツはありません。**単に呼吸をゆっくり深くするだけ**です。「それだけ」と思われるかもしれませんが、「それだけ」で大きな効果を期待できます。ぜひやってみてください。

●ゆっくりで効率アップ

ゆっくりとした深い呼吸をするポイントの1つは、**普段からゆっくり動くことを意識する**ことです。

時間を節約しようと急ぐよりも、少しゆっくりと動いてみましょう。パソコンやスマートフォンの文字入力も、急ぐと打ち間違いやすくなり、慌てず焦らず確実に入力したほうが短時間で終わったりするものです。

仕事や作業の効率は、前の日や前の週に計画を立てれば上がっていくはずで、そうして生まれた時間のゆとりの中で、なるべくゆっくりと動いて深い呼吸を意識する。かえってパフォーマンスが上がっている自分に気付くでしょう。

偏頭痛

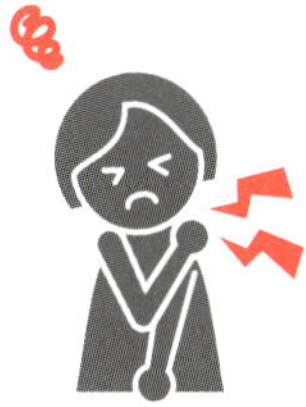

肩こり

便秘・下痢

原因は、ストレスなどで副交感神経の
はたらきが低下することによって起こる血流の滞り

副交感神経のはたらきを回復する習慣や
ノウハウを身につけて実践すれば、
これらの症状は回復に向かう

そのためには、呼吸を
ゆっくり深くするだけ

普段から余裕を持って
ゆっくり動くことを意識しよう

かえって
パフォーマンスが
上がる

14. 好きな香りをかいでリラックスする

●香りが呼吸を深める

人は、物事に集中しすぎると呼吸が浅くなります。仕事や作業の合間や休憩のときに呼吸を整え、自律神経のバランスを回復させましょう。**おすすめの方法の1つは、好きな香りをかぐことです。深い呼吸ができ、気持ちもリラックスします。**

香りを発する成分は、鼻の中で受け止められて、その情報が脳に届き、大脳辺縁系から視床下部に伝わり、自律神経に作用します。好きな香りで深呼吸をすれば、自律神経のバランスを回復しながら気分をリフレッシュできるでしょう。リモートワークなどで自分の部屋で仕事や作業をしているのなら、いつでも好きな香りをかげます。

●部屋で自然を感じる

感覚の中でも嗅覚からの刺激は精神的な影響が大きく、感情に強くはたらきかけるところがあります。いい香りをかいで一瞬でリラックスしたり、気持ちを高めたりした経験は多くの方にあるのではないでしょうか。

私の研究では、柑橘系の香りが交感神経と副交感神経のはたらきをともに活性化させ、血流を増加させる効果がありそうです。

また、**部屋にいても自然を感じると自律神経が整いやすくなります。**インターネットの動画サイトを検索すると、川のせせらぎや波の音、虫の声、たき火などを収録した映像がたくさんヒットします。見ているだけでも自然を感じられます。

五感を使って自律神経を整えよう

嗅覚からの刺激は
感情に強くはたらきかける

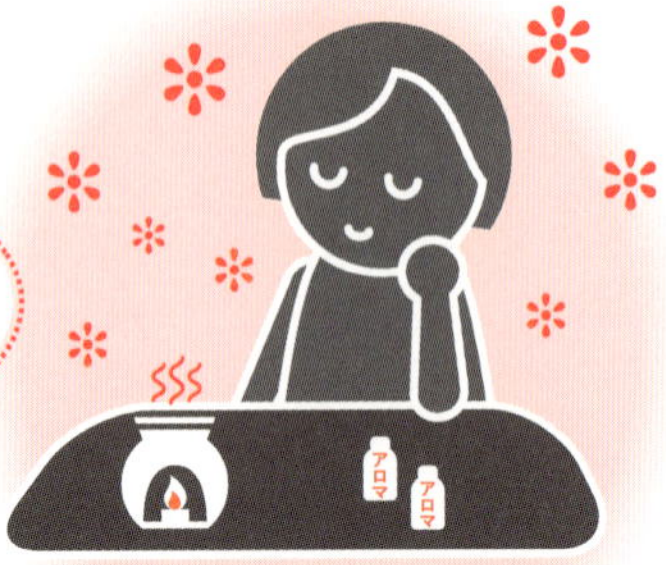

好きな香りをかいで自律神経のバランスを
回復させ、気分をリフレッシュさせよう!

部屋にいながら自然を感じる

自然を感じることの
できる映像を見たり、
音を聞くことで
自律神経が整う

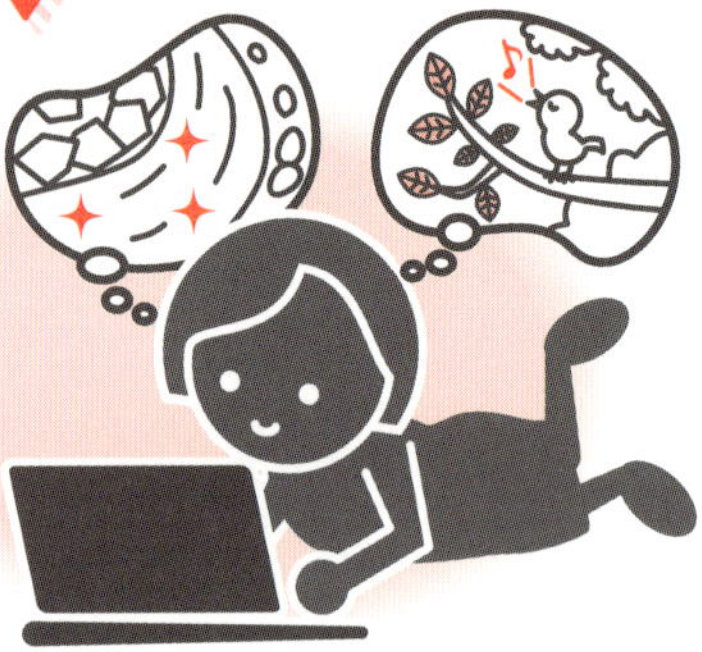

第3章

食事は時間をかけてよくかんで

15. 食事で生体リズムの調子を上げる

●時計遺伝子のはたらき

すでに「体内時計」について触れていますが、自律神経のバランスをはじめ、体温や血圧、ホルモン分泌、臓器のはたらきなど、体の中のさまざまな機能は1日の中で周期的に変動します。この生体リズム（概日リズム）が崩れると、自律神経をはじめ、体のいろいろなところが不調になります。近年の研究で、この体内時計のリズムを作り出すメカニズムがわかってきて、「時計遺伝子」というものの存在が見えてきました。簡単に言うと、この**時計遺伝子がはたらくことで「体内時計」がコントロールされる**のです。体全体の調子を整える1つのポイントは、この時計遺伝子をきちんとはたらかせることです。

●太陽の光と食事

この時計遺伝子を活発にはたらかせる鍵は2つあると考えられています。

1つは**「太陽の光」**で、これは第1章で説明しました。

もう1つは**「食事のとり方」**です。食事をきちんととることによって、内臓をはじめ、体のいたるところにある細胞の時計遺伝子が活性化され、体内時計がリズムよく動くようになるのです。

食事は単に何を食べるかということだけでなく、いかに食べるかということも重要です。自律神経をはじめ、体全体の調子を整える食事の仕方を知っていただき、ぜひ習慣化してください。

時計遺伝子を活性化させよう

体内時計のリズムを作り出すのは

時計遺伝子

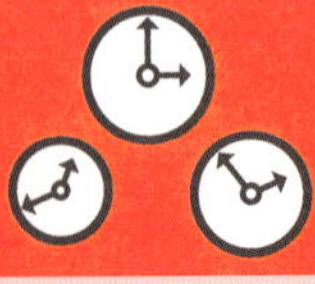

きちんとはたらかせることにより体内時計が
コントロールされ、自律神経のバランス・体温・血圧…を
1日の中でうまく機能させてくれる

太陽の光

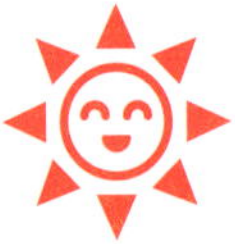

食事のとり方

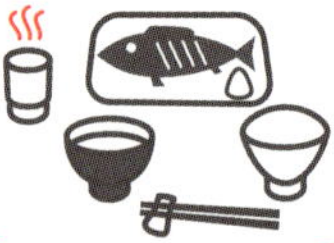

重要なのは
この2つ

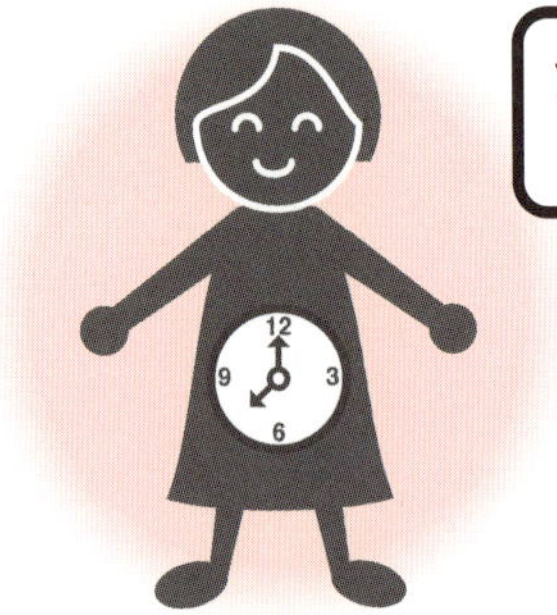

食事をきちんととることにより
時計遺伝子が活性化

**体内時計が
リズムよく
動くようになる!**

16. 朝食で時計遺伝子のスイッチをスムーズに入れる

●朝食と時計遺伝子の関係

朝食は、時計遺伝子を活性化させるのに有効だと考えられています。最新の研究では、**「前日の夕食を食べ終えてからの時間が長いこと」や「翌朝の朝食は栄養バランスのよいものを食べること」が重要ポイント**だと示されています。

朝食の大切さや早めに夕食をすませるメリットもすでにお伝えしましたが、この時計遺伝子の活性化という点でも理にかなっているのです。

●良質でシンプルな朝食

時計遺伝子を意識するなら、朝食でいただく食べ物を少し意識して選ぶようにしましょう。栄養素で言えば、アミノ酸や良質の脂質、炭水化物、ビタミンやミネラルがバランスよく含まれていれば、時計遺伝子はよくはたらき出します。

メニューのイメージは「質素な旅館の朝ご飯」です。ご飯はお茶碗に半分から7分目くらい。おかずは魚と卵。ハムエッグあるいはベーコンエッグでもいいでしょう。それに納豆と海苔、そして野菜の入ったみそ汁です。

満腹に対して6~7分目くらいというイメージを持って食べ終わると、胃腸への負担がなく、時計遺伝子のスイッチをスムーズに入れられるはずです。

食後、20~30分かけてお茶を飲むと、交感神経がゆっくりと上がり、睡眠時に優位だった副交感神経も下がりすぎず、よいバランスをとることができます。

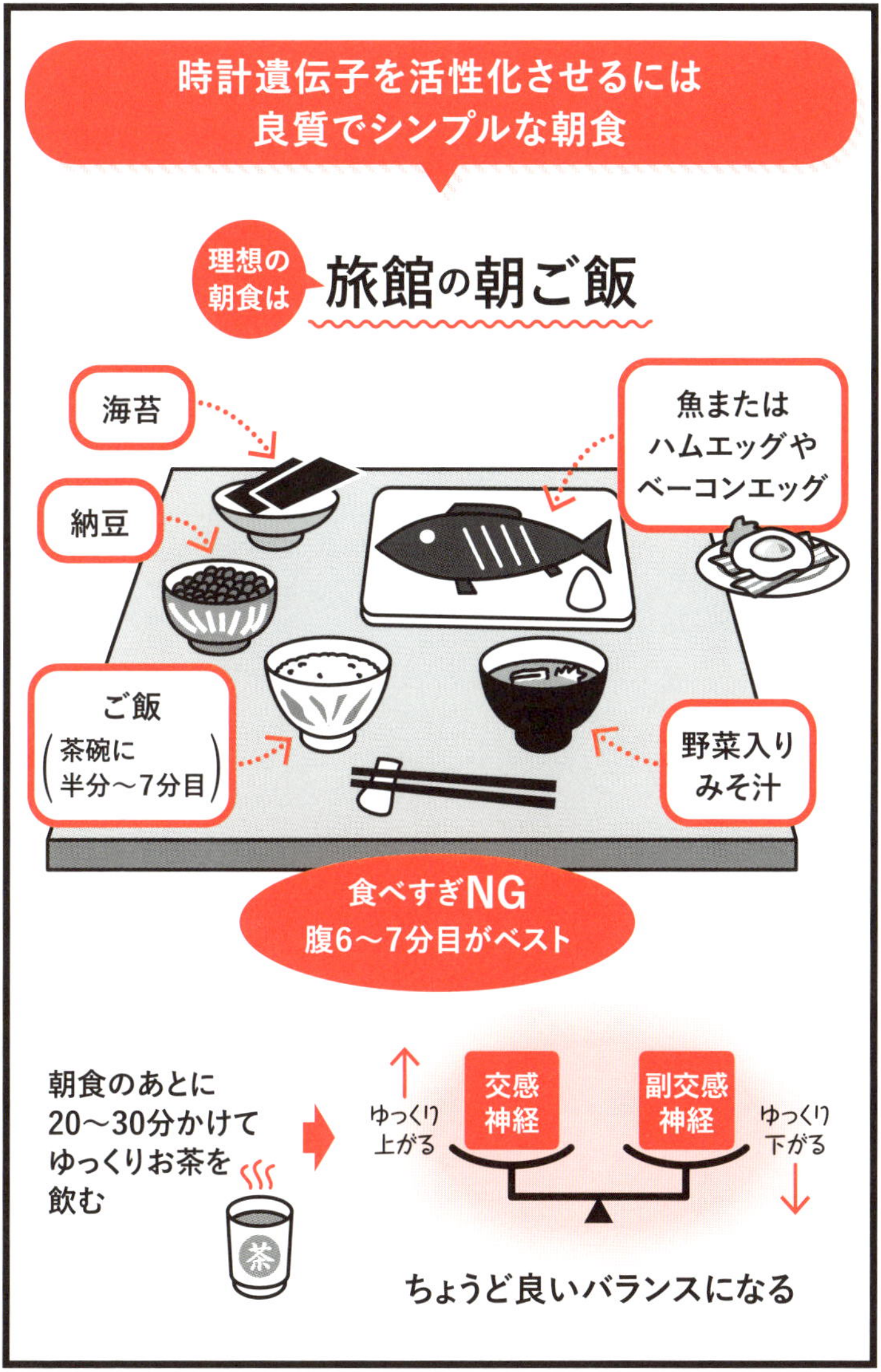
時計遺伝子を活性化させるには
良質でシンプルな朝食
理想の朝食は
旅館の朝ご飯
海苔
納豆
魚または
ハムエッグや
ベーコンエッグ
ご飯
（茶碗に
半分～7分目）
野菜入り
みそ汁
食べすぎNG
腹6～7分目がベスト
朝食のあとに
20～30分かけて
ゆっくりお茶を
飲む
茶
ゆっくり
上がる
交感
神経
副交感
神経
ゆっくり
下がる
ちょうど良いバランスになる

17. 食事はゆっくりよくかむ

●昼食は穏やかに

昼食のあと、眠くなってしまうことがよくあります。これは、食事中は交感神経のはたらきが優位になるのですが、食後は腸が活動することで副交感神経が急に優位になって眠気が出てしまうからです。

対策のポイントは、自律神経の急激な変化を防ぐことです。コツは、**ゆっくりよくかんで食事時間を長くすること。**すると、交感神経の急な上昇を抑えつつ、食事中から副交感神経もゆるやかに上がっていき、眠気の誘発を防ぎます。量は腹6~7分目くらいにしておきましょう。腸への負担を減らせば、その分だけ腸の活動を抑えられ、急激な副交感神経の変化も防げます。

●胃腸が活発に動く夕食

自律神経は夜になると副交感神経が優位になるようにシフトします。体も精神もリラックスしていきますが、胃腸のはたらきはよくなります。消化吸収が盛んにおこなわれるので、夕食には栄養価の高い食べ物を選ぶのがおすすめです。特に、自律神経の原料はタンパク質なので、積極的にいただきましょう。大豆などに含まれる植物性タンパク質より、動物性タンパク質のほうが必須アミノ酸の含有量が多く、**夕食では魚や肉を食べるのがよい**とされています。

肉好きな高齢者が元気である様子をよく目にしますが、その理由の1つは夕食で自律神経が整うからなのでしょう。

昼食・夕食はポイントをおさえて上手にとろう

昼食

なぜなら…

食事中
交感神経のはたらきが優位

＋

食後
副交感神経が急激に優位になる

＝ **眠気**

POINT 眠くなるのを防ぐには

ゆっくりよくかんで食べる
食べる量は腹6〜7分目

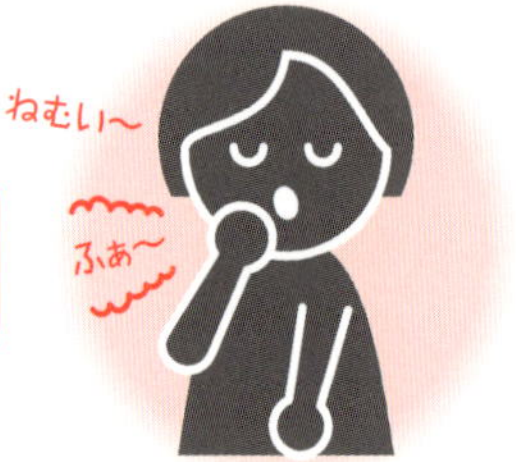

夕食

夜になると
副交感神経が優位になるが
胃腸のはたらきも活発になる

→ **栄養価の高い食べ物をとるとよい**

POINT

肉・魚・卵など
良質な動物性タンパク質が
おすすめ

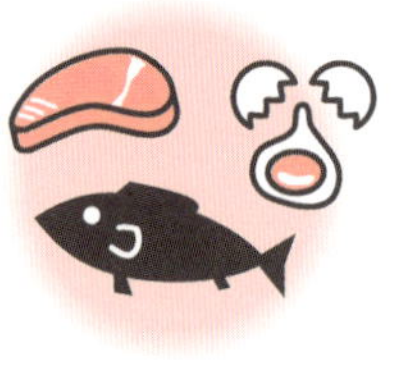

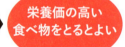

18. 夕食後の3時間はリラックスする

●腸のゴールデンタイム

自律神経と腸の動きは密接に関係しています。食後、食べたものを消化するために腸が動き始めると、食事中に優位になった交感神経が下がり、代わりに副交感神経が優位になっていきます。特に、夕食後の3時間は副交感神経が活性化します。**消化や吸収がとてもよくなる「腸のゴールデンタイム」**です。

また、だんだんと眠気が出てきて、3時間ほどたつと体が休息モードに入っていきます。この時間を大切にしましょう。すぐに寝ると自律神経が乱れます。眠くなってもここは我慢。**この腸のゴールデンタイムに、寝ずにしっかりとリラックスできると、質の高い睡眠を得られます。**

●副交感神経を高めて入眠

腸のゴールデンタイムでは、交感神経を高めるような刺激を与えないようにしましょう。例えば、ゆっくりと明日の準備をしたり、心がなごむ本を読んだり、ストレッチをしたり、音楽を聞いたり、アロマをたいたりして、心地よいクロージングタイムにするのです。

自律神経の研究を重ねるにつれて、質の悪い睡眠や睡眠不足がどれほど自律神経のバランスを乱すか、どれほど免疫力を下げるかがよくわかってきました。**食後のリラックスタイムの習慣をいかに作るか。それが健康の土台となる**ことを認識してください。また、12時にピークに達しますので、11時にはベッドに入りましょう。

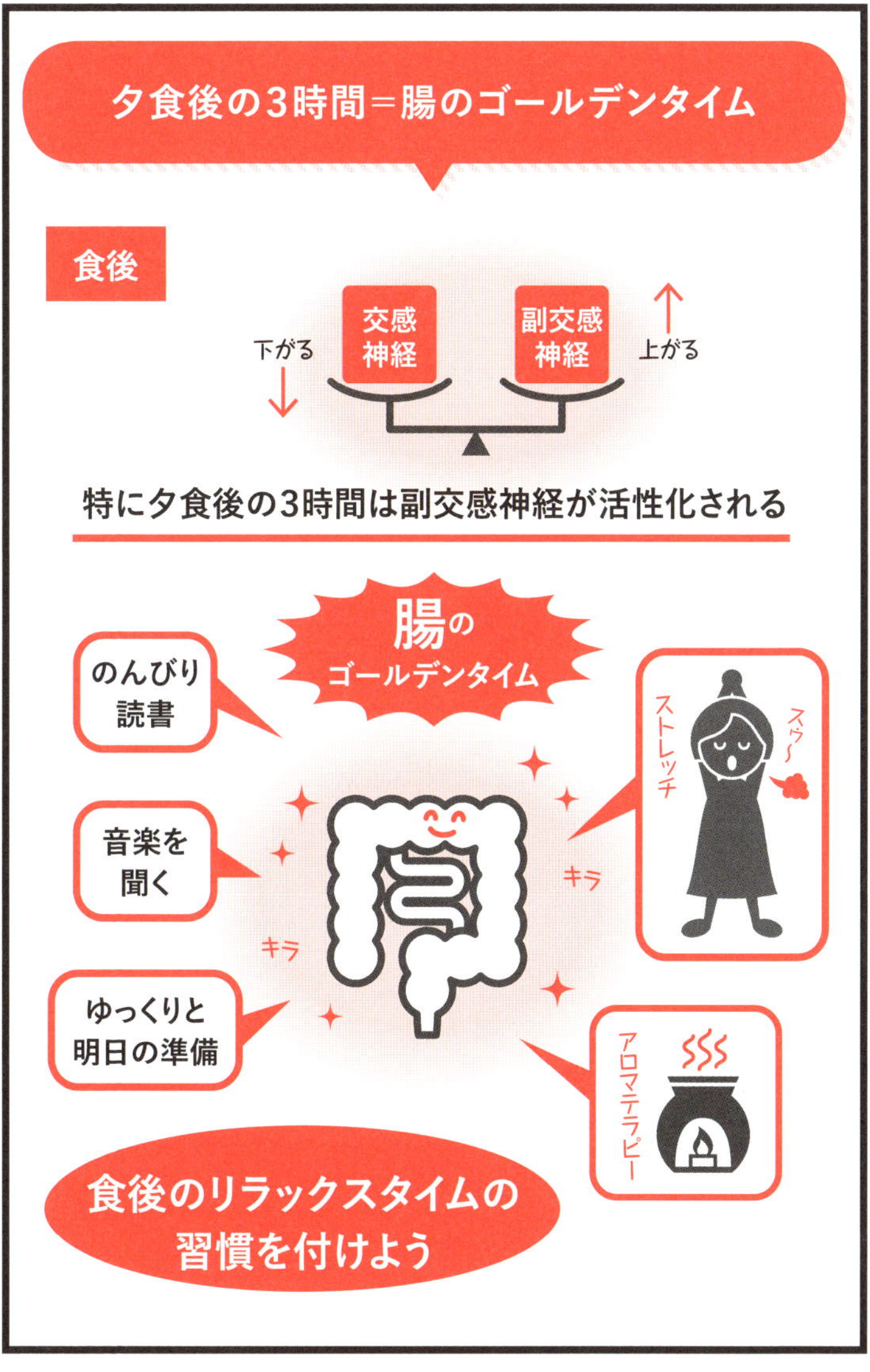
夕食後の3時間＝腸のゴールデンタイム
食後
交感神経
下がる
副交感神経
上がる
特に夕食後の3時間は副交感神経が活性化される
腸のゴールデンタイム
のんびり読書
音楽を聞く
ゆっくりと明日の準備
ストレッチ
スゥ～
キラ
キラ
アロマテラピー
食後のリラックスタイムの習慣を付けよう

19. 季節変動に合わせた食事でかぜ対策

●季節で変化する自律神経

自律神経のリズムと言うと、1日の変化（日内変動）を思い浮かべやすいのですが、季節による変動もあります。特に季節の変わり目は、気温や気圧が大きく変化し、自律神経が乱れて体調を崩すことがよくあります。季節の変わり目でかぜをひく人が多いのは、自律神経が季節の変化に対応できなかったことが1つの理由です。

一般的に、**気温が上がる夏は副交感神経が過剰に上がりやすく、気温が下がる冬は交感神経が過剰に上がりやすくなります。**この傾向を踏まえて、食事などを一工夫すると、そのバランスの崩れが防ぎやすくなります。

●夏は香辛料で冬は鍋

例えば、夏にはカレーなど香辛料を使った料理がおすすめです。スパイスは食欲を増進する作用があって、交感神経を高めてくれて、自律神経のバランスも整えてくれます。逆に、冬は体が血管を収縮させ体温を上げようとするので、交感神経のはたらきが優位になります。胃に負担のかかる料理より、消化のよいもののほうがおすすめです。例えば鍋料理なら、豆腐や煮込んだ野菜、雑炊など、お腹にやさしい食べ物を多くいただけます。

かぜをひきやすい人は、**自律神経の季節変化を意識して、先手を打つように対応**していく習慣をぜひ身につけましょう。

自律神経は季節で変化する

季節の変わり目

気温
気圧
変化 ➡ 自律神経が乱れて体調を崩しやすい

食事を工夫して自律神経の乱れを防ごう

夏 副交感神経が上がりやすい

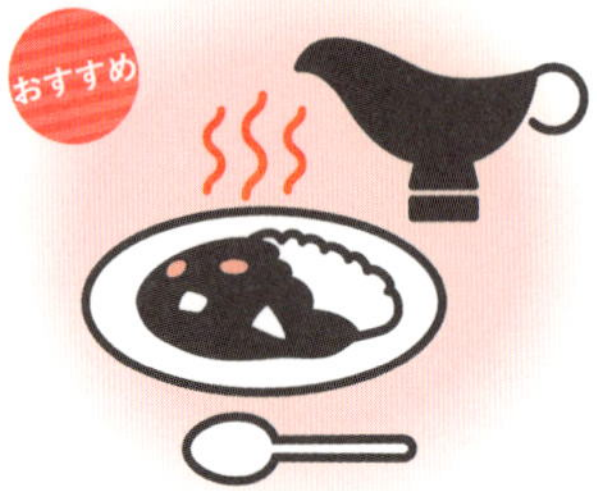

カレーライスなど香辛料を使った料理

スパイス＝食欲増進作用
交感神経を高める効果

冬 交感神経が上がりやすい

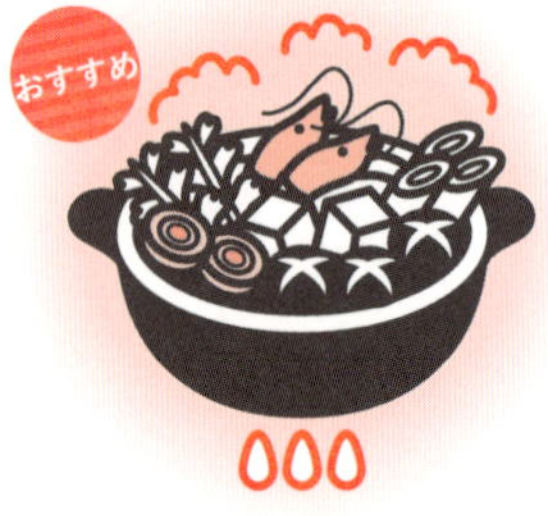

鍋料理

交感神経のはたらきが
優位になるので
消化のよい食べ物がGOOD

20. 腹6～7分目の食習慣で腸の負担を軽くする

●消化管に負担をかけない

1回の食事量は腹6～7分目が目安です。少ないと思われるかもしれませんが、この食習慣を身につけると自律神経のコンディションが明らかに変わっていきます。消化管に負担がかからなくなるからです。

消化管は、食べ物の通り道で、口、食道、胃、小腸、大腸、肛門まで続く1本の管です。これらの器官は自律神経と連動していて、お腹いっぱいまで食べると、消化管のはたらきを高めようと副交感神経が優位になり、多くの血液がそこに流れます。食事をしたあとに頭の回転が少し鈍くなるのは、頭に流れていく血液が少なくなるからです。

●一部を酷使しない生活

すでにお伝えしましたが、ゆっくりとよくかんでしっかり味わう食事をすると、少ない量でも満足できるものです。また、健康生活の基本の1つは、**体の一部に過剰な負担をかけないようにする**ことです。これはぜひ覚えておいてください。

食べすぎれば消化管に過剰な負担がかかりますし、長時間パソコンやスマホに向かえば目に過剰な負担がかかります。部屋にずっといて仕事や作業をしていると、体の一部をつい酷使してしまいがちです。意識して体を動かしたり（第8章で説明）、好きな音楽を聞いたり、お気に入りの香りをかぐなどしてリフレッシュを図りましょう。

消化管に負担をかけない食事量は
腹6～7分目

腹6～7分目が
ベスト

↓

自律神経の調子が
みるみる変わっていく

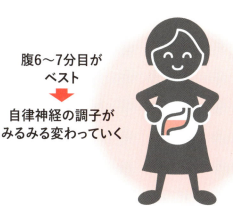

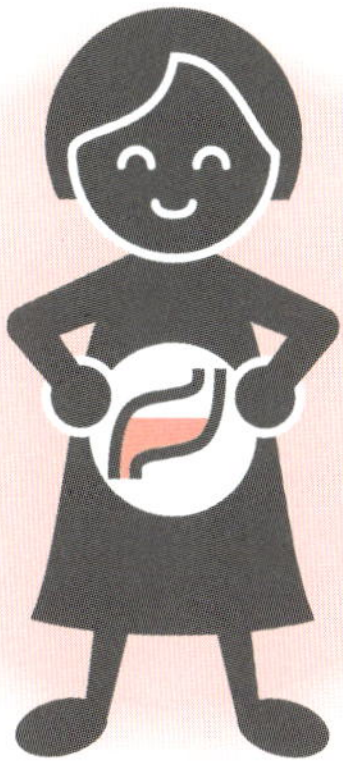

ゆっくり
よくかんで
食べよう

健康のためには
体の一部に過剰な負担をかけないこと

NG

食べすぎ → 消化管

長時間スマホ → 目

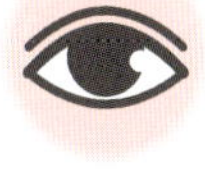

21. よくかむ習慣が集中力を上げていく

●マインドフルネス

年をとると集中力が落ちます。これは多くの方が実感するところではないでしょうか。この**集中力を食事をしながら鍛えることができます。**簡単です。**よく「かむ」**のです。よくかむようにすると、だんだんとかむことだけに集中できるようになります。食事以外のことを考えることがなくなっていき、仕事などのストレスも減っていきます。そうなったら、少しずつ体の感覚に意識を向けていきましょう。言葉で考えずに、五感で何を感じているか確かめていく。今という瞬間的な気持ちや体の状況をありのままに知覚する「マインドフルネス」の効果も期待できるでしょう。

●食のスタイルを変える

私たちの体は、食べたり飲んだりするものから出来上がっています。食事は健康の基本なのです。どんなときも、**食べ物をゆっくりと味わいながらいただく**ライフスタイルを今確立すれば、この先ずっと心身ともに整える大きな習慣となるでしょう。自宅で仕事をする機会が増えた今、それができるチャンスです。

毎食、どんな味や香りがするか、食べていくと味がどのように変化するか、あるいはどんな食感で歯ざわりなのか、その料理の食材は何なのか。ゆっくりよくかみながら、ただただ目の前の食事に意識を向ける。満足度も高くなり、少ない量でも満足できるようになります。

食事で集中力を高めよう

仕事は忘れて
食べることに集中！

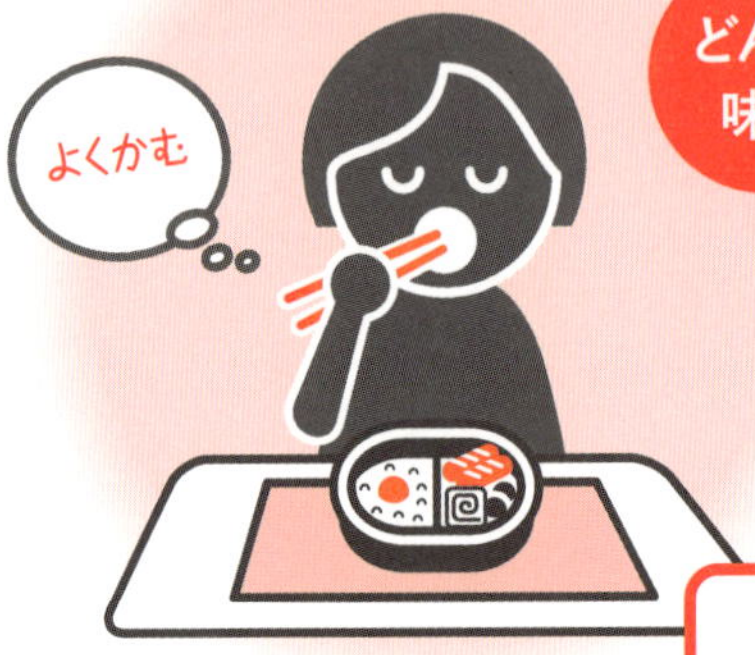

どんな
香り？

どんな
味？

どんな
食感？

食べることだけに
意識を
集中させる

↓

**少ない量でも
満足感を得られる**

ゆっくり食べる習慣

＝

**心身ともに
整えることにつながる**

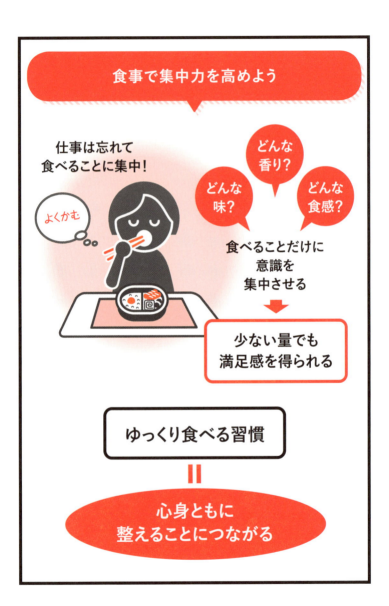

22. お酒を1杯飲んだら水もコップ1杯

●腸を麻痺させるアルコール多飲

お酒を飲みすぎてしまって気持ち悪くなり、吐いてしまったということはないでしょうか。これは、**腸が麻痺して動かなくなったことが原因**です。大量のお酒によって交感神経が高まりすぎて、消化器の動きをつかさどる副交感神経のはたらきが過剰に低くなってしまったのです。一番効果的な対策は、水を飲むことです。

水を飲むと、「胃《い》結《けっ》腸《ちょう》反射《はんしゃ》」を誘発できて腸の麻痺を防ぐことができます。ゆっくりでも腸が動いていれば、吐き気を起こさずにすみます。また腸管が動いていれば、副交感神経も刺激され続けるので極端な低下を防げます。

●体から水が失われる

また、アルコールには利尿作用があり、お酒の量以上の水分が尿として出ていってしまいます。この点においても、飲酒中に水を飲むことは理にかなっています。

さらに、**体内に入ったアルコールを分解するには水が必要**であり、飲めば飲むほど水が消費されて、こまめな水分補給が不可欠となります。

少なくとも、お酒１杯に対して水をコップ１杯。飲み終わってからも積極的に水を飲みましょう。二日酔いの症状を最小限にできます。

水は、私たちの体を守ってくれる素晴らしいものです。水分補給は健康維持にとってとても重要であり、ほとんどお金もかかりません。

お酒と水は1：1

アルコール

利尿作用がある

（飲んだ量以上の
水分が体から
出ていってしまう）

腸を麻痺させる

（交感神経が高くなりすぎ
副交感神経が
過剰に低くなってしまう）

これらを防ぐには **水** が効果的！

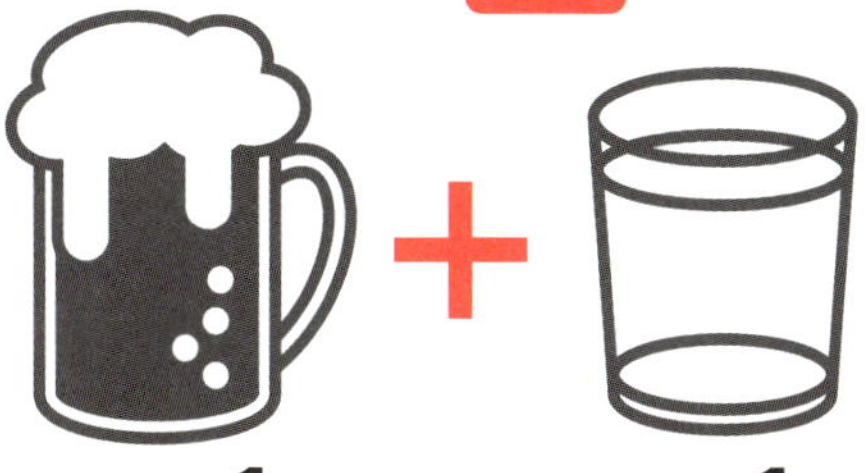

お酒 1 ： 水 1
（できればそれ以上）

積極的に水を飲もう

23. 食事にストレスは持ち込まない

●ストレスは食事の敵

食事の理想のパターンはこうです。

おいしくて食べたかった栄養たっぷりの料理を、楽しくゆっくりと適量食べながら交感神経を高めていき、ステキなひとときを過ごしたあとの食後の時間はお茶などをゆったりといただき、少しずつ副交感神経のはたらきも高めていく。

このような食事が毎回できれば、自律神経が崩れにくくなります。

大敵はストレスです。食事をするときも、「これを食べなくては」「こんな食事にしなくては」と思ったらストレスになり、本来あるべき食事から離れていきます。

むしろ、**1～2週間に一度は好きなものを心ゆくまで食べる「チートデイ」を設ける**と、食べることが楽しくなり、普段の食事にも積極的な気持ちが出てくるものです。

●継続できるダイエットを

ダイエットに失敗する大きな理由の1つは、食事に対するストレスです。「あれはダメ」「これもダメ」と忍耐を求められ続けると、やがて「いつまで我慢するの……」と心が折れてしまいます。

このダイエットの観点からも「チートデイ」は合理的です。たまに「この日だけは好きなものを食べたいだけ食べる」と自分に許すことで、過度のストレスを避けることができ、健康的な食生活を続けやすくなります。

ダイエットの最大のポイントは継続。そして、新たな食習慣の確立です。

週に1度はチートデイ

理想的な食事

＝

おいしくて栄養たっぷりの食事 ＋ **ゆっくりと食べ交感神経を高める** ＋ **食後はゆっくりとお茶を飲み少しずつ副交感神経を高めていく**

ストレスは大敵

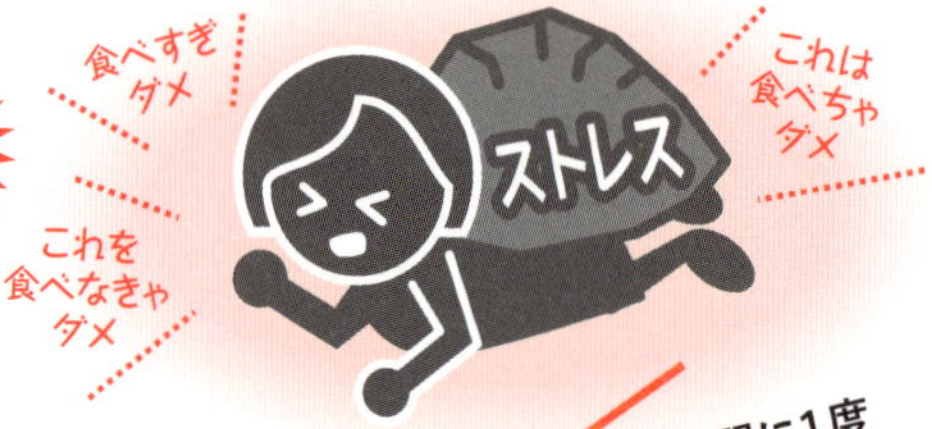

食べすぎダメ
これは食べちゃダメ
ストレス
これを食べなきゃダメ

1〜2週間に1度

Cheat＝だます

チートデイを作ってみよう

この日だけは好きなものを好きなだけ食べてOK

↓ すると

食べることが楽しくなり健康的な食生活を続けやすくなる

第４章

よく眠れば体調はよくなる

24. 睡眠不足にならない

●副交感神経が上がらない

睡眠が不足すると、副交感神経に大きなダメージを与え、**体調のバランスを乱す最大級の要因**となります。端的に言うと、睡眠の時間が短くなると、睡眠時の副交感神経のはたらきが十分に上がらなくなるのです。目覚めても副交感神経のはたらきは上がりにくく、その後の日中の活動では交感神経優位の状態が続きやすくなります。

つまり、寝る前からずっと副交感神経がうまくはたらかず、血流が悪いままになってしまい、やがて腸や血管、脳、精神状態に悪い影響を及ぼすようになります。**睡眠は食事や呼吸と同じくらい重要**なものです。

●思い切って早寝する

はたらいていれば、決められた期日までに出さなくてはならない結果もあるでしょう。しかし、頑張ろうとすればするほど緊張は高まり、副交感神経のはたらきは下がり、交感神経が過剰に優位になります。その状態が長く続けば体調を崩し、頭の回転も落ちていきます。

夜になったら、思い切って「今日はここまで」と切り上げましょう。仕事のことは一度忘れ、早寝して、残ってしまった仕事は早起きして片付ける。そうすれば、睡眠のゴールデンタイム（22時～2時）で眠れて、整った自律神経バランスで仕事ができます。

睡眠不足は自律神経を乱してしまう

副交感神経ダウン

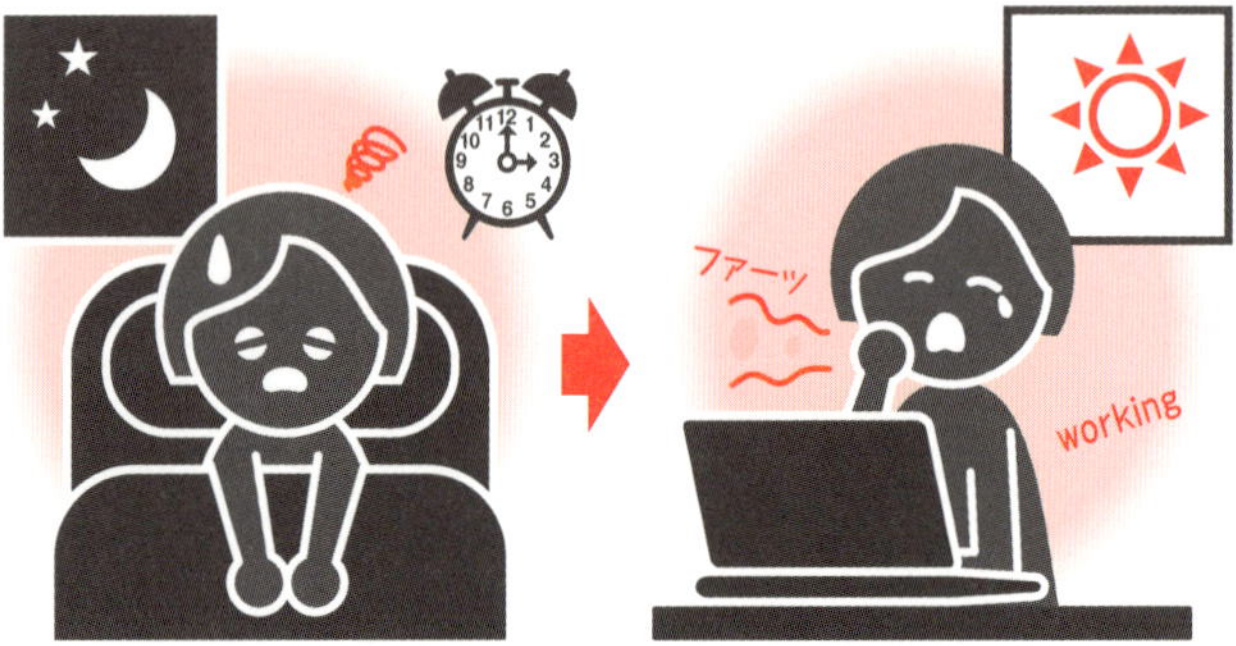

睡眠不足は副交感神経に
大きなダメージを与える

日中も副交感神経が上がらず、
交感神経が優位の状態に

早寝にトライする

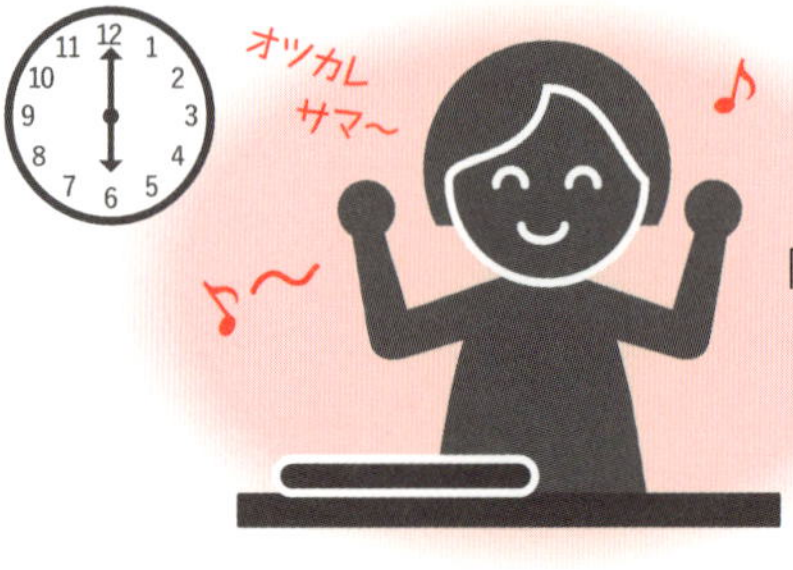

夜の仕事は、
「今日はここまで」と
切り上げる

25.「ぐっすり眠れた」ぐらい寝る

●寝すぎもよくない

睡眠時間については、個人差があるので「これがベスト」とは言えないのですが、7時間程度の睡眠が理想的だと示した研究はあります。かつて米国で大規模な調査をしたところ、**1日の睡眠が6・5〜7・4時間の人たちの死亡率がもっとも低かった**とする結果が出ました。

また、米国マサチューセッツ大学の研究チームが糖尿病患者について調査したところ、発症率がもっとも少なかったのは、やはり約7時間睡眠の人たちでした。この調査では、睡眠時間が5時間を切ると発症率は2・6倍に上がり、さらに睡眠時間が8時間以上になると3・6倍に増えるという結果も公表されました。**睡眠不足だけでなく、寝すぎも体にとってよくなかった**のです。

●自分に最適な睡眠時間

寝不足でも寝すぎでもない、自分に最適な睡眠時間を見つけましょう。自分で「ぐっすり眠った」と感じられるくらい寝るのがいいと私は考えています。ただし、「ぐっすり」を「心ゆくまで寝る」と勘違いしないでください。そう思ってしまうと寝すぎになります。

理想的な睡眠は、毎日決まった時間に寝て、目覚まし時計をかけなくても決まった時間に起きるような眠り方です。自律神経を整えて寝れば、ぐっすり眠ってパッと目覚める睡眠時間が見つかるはずです。

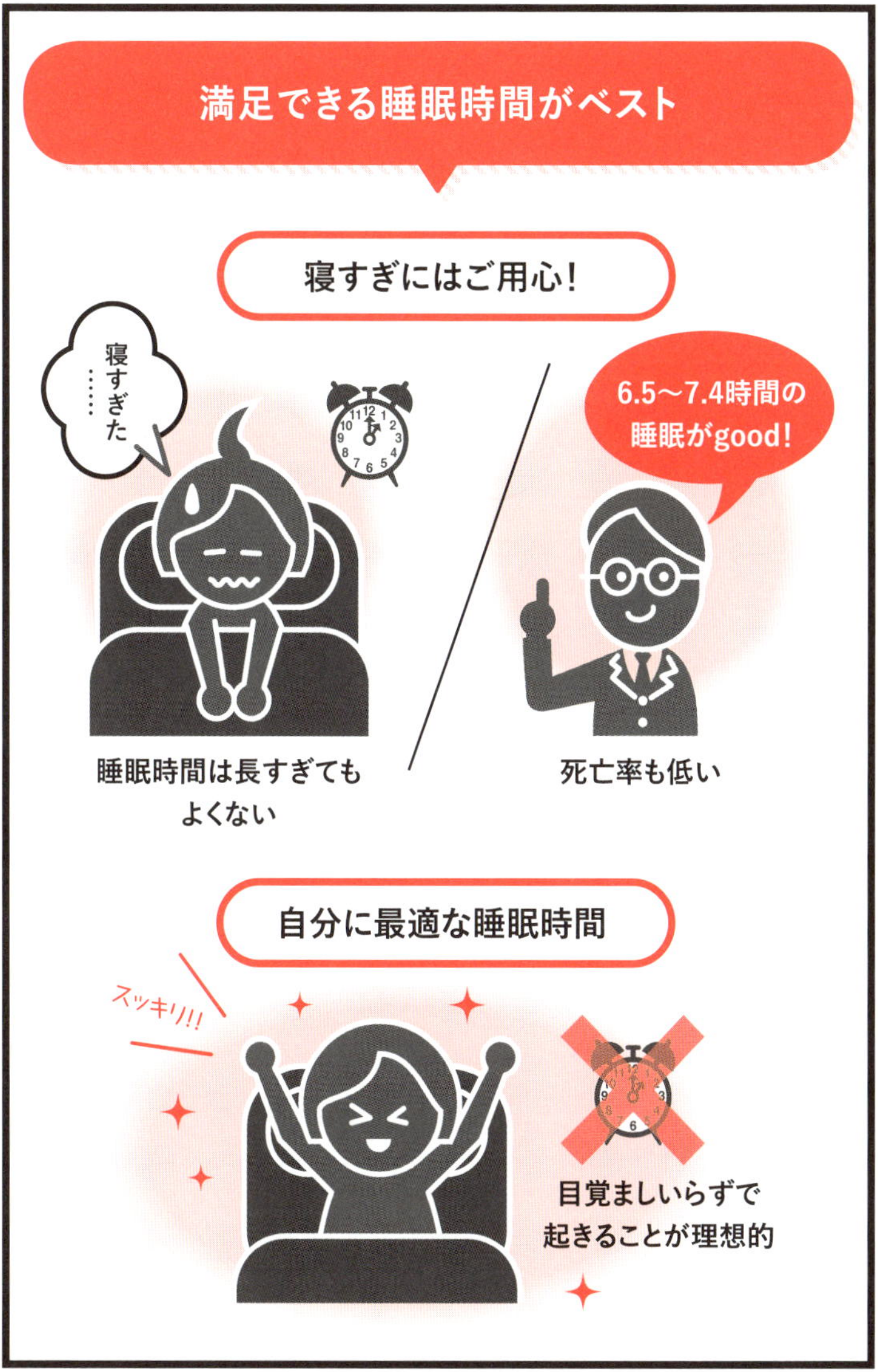
満足できる睡眠時間がベスト
寝すぎにはご用心！
寝すぎた……
睡眠時間は長すぎても
よくない
6.5〜7.4時間の
睡眠がgood！
死亡率も低い
自分に最適な睡眠時間
スッキリ!!
目覚ましいらずで
起きることが理想的

26.「よい睡眠日」を決めてよく寝る

●週に一度はぐっすり寝る

忙しくなると、どうしても睡眠時間を削るような日々になりがちです。それでも、**週に1日だけは、できれば平日の夜に、しっかり眠ることができる日をもうけましょう。**その日だけは「用事がある」などと言って残業はせず、すぐに夕食も食べて、お風呂も早めにすませます。そのあとはテレビもパソコンもスマートフォンも控え、なるべく刺激を体に与えないようにしながらリラックスして、睡眠への準備を整え、ベッドに入るのです。

週に1日だけでもぐっすりと眠ることができれば、他の平日の睡眠が多少削られても、自律神経のバランスが維持しやすくなります。

●よい睡眠で若返る

すでに書きましたが、男性は30歳、女性は40歳をすぎたあたりから、副交感神経のはたらきが下がっていきます。何もしなければ、私たちの自律神経の力は10年で約15％ずつ落ちます。しかし、それをリカバリーする習慣やノウハウを身につければ、その下降線を持ち上げて平行線に近づけることが可能です。

私は、これまで多くの人の自律神経を見てきましたが、高齢でも自律神経のバランスのいい人は見た目も体も若いことが多く、このような方たちはたいてい、**睡眠や食事、運動、呼吸などで自律神経を整えることを毎日コツコツとやっています。**

しっかり寝る日を決めよう

週に1度はぐっすり寝る

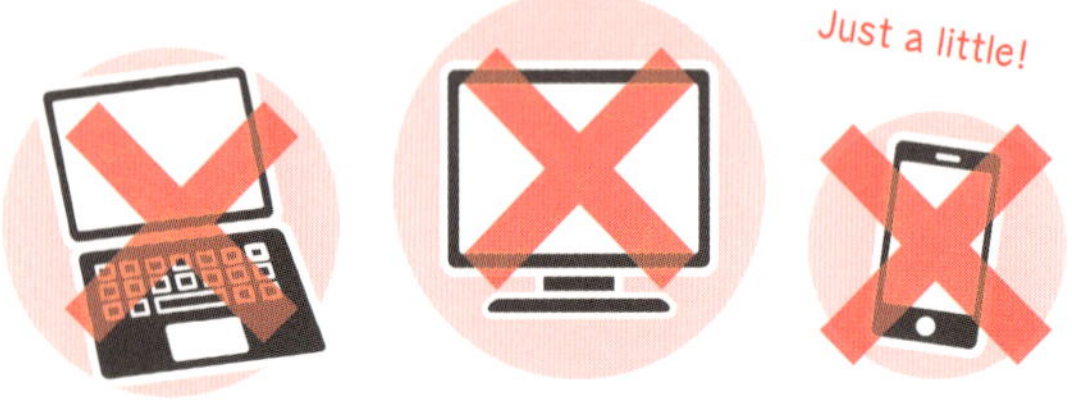

平日の夜にしっかり眠る日を作る
その日は、テレビ、パソコン、スマートフォンも控える

睡眠は万能薬

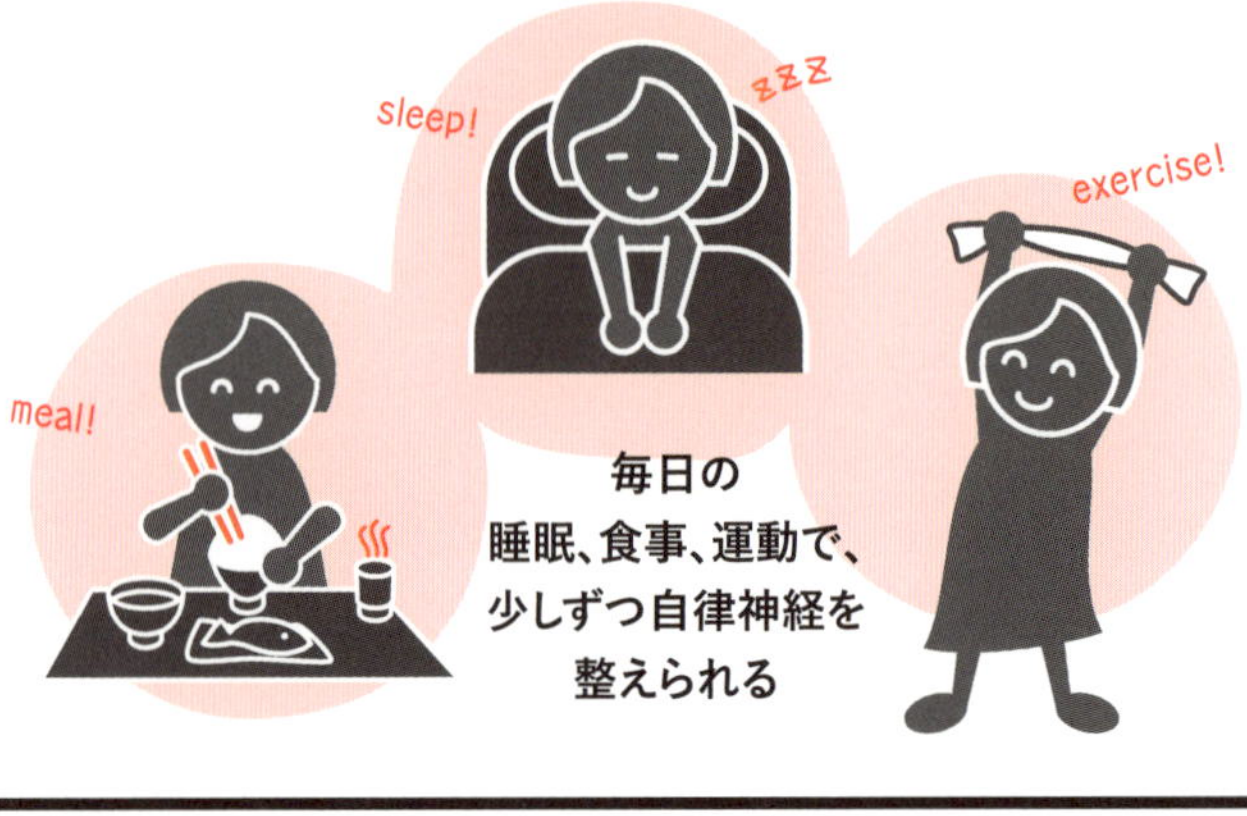

毎日の
睡眠、食事、運動で、
少しずつ自律神経を
整えられる

27. スマートフォンは寝る1時間前からは見ない

●交感神経が高まり続ける

現代の生活で不可欠なものになりつつあるスマートフォン。家の中でも肌身離さず持ち歩く人も多いのではないでしょうか。ただ、**ディスプレイの光を夜遅くまで浴び続けると、自律神経のバランスが崩れやすくなります。**これはテレビやパソコンのモニターも同様です。また、寝る前にスマートフォンを見ると、つい刺激的な映像を見たり、不安になるようなニュースを読んでしまったり、あるいはベッドに入ってもＳＮＳやメールが気になったりするものです。こうなると、**せっかく下がってきた交感神経のはたらきが再び高まって、深い眠りが得られなくなります。**

●スマホを体から離す

スマートフォンを見終える時間を決めましょう。例えば、夕食後、一度だけスマートフォンをチェックしたら、なるべく離れたところに画面を下にして置くのです。SNSやメールの通知音もオフ。これが難しいなら、「入浴後は見ない」「寝る1時間前からは見ない」というルールでもいいでしょう。

要は、誰にも邪魔されない自分だけのステキな時間を作るということです。好みの雑誌を見たり、ストレッチやヨガ、瞑想をしたり、趣味に興じたり、将来やりたいことを想像して、お気に入りの紙とペンで書き出したり……。自分の人生が穏やかに充実していくはずです。

スマートフォンなどの光はカット

交感神経が高まり続ける

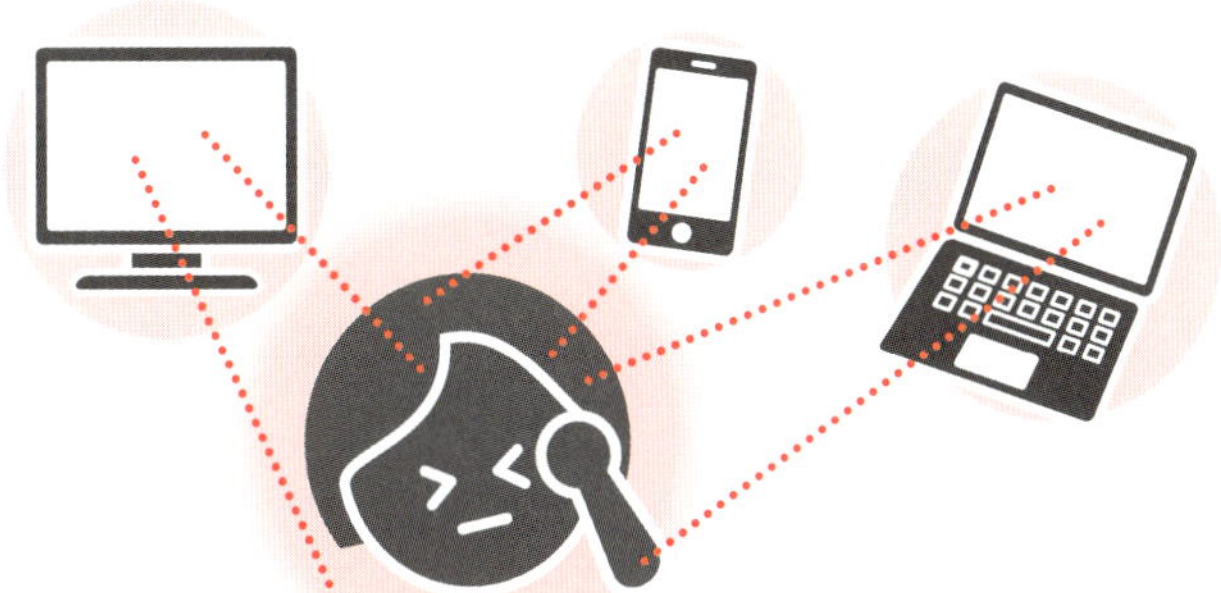

テレビ、パソコン、スマートフォンの光を浴び続けると
自律神経のバランスが崩れてしまう

スマホとはよい距離感で

自分で
ルールを決める

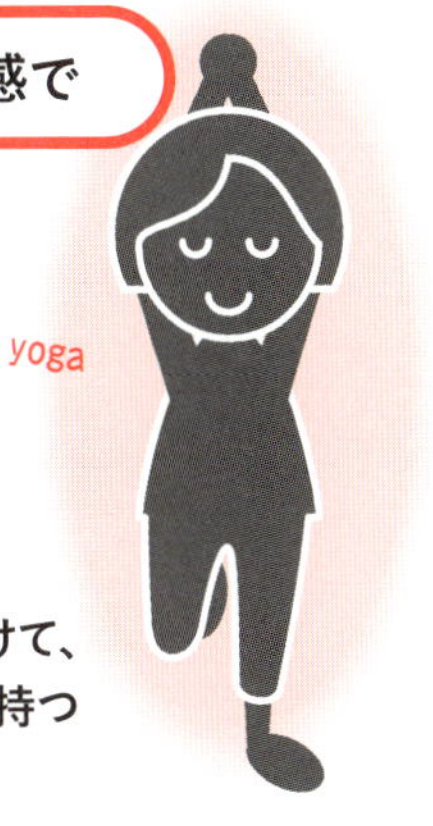

自分だけの趣味を見つけて、
充実した時間を持つ

28. 睡眠のゴールデンタイムで疲れをいやす

●1日はいい睡眠から

1日はいい睡眠で終わりましょう。これが次の日の自律神経のバランスを整える下地となります。繰り返しになりますが、眠りの質が悪いと、副交感神経のはたらきがしっかり高まらず、次の日、副交感神経が極端に低い状態で1日を迎えることになります。その結果、血流が悪くなって、頭に十分な酸素や栄養を送れなくなってしまい、ぼんやりしてしまったり、イライラしてしまったりするのです。これではいいパフォーマンスを発揮できません。

いい仕事、充実した日々、楽しい暮らしは、いい睡眠から始まります。いい睡眠で始まり、いい睡眠で終わる毎日にしましょう。

●成長ホルモンで回復

睡眠のゴールデンタイムは22時から2時の間です。この時間帯に深く眠ることができれば、成長ホルモン（あらゆる年齢で分泌されます）が多く出ます。すると、その日の疲労がいやされ、しっかりと体調を回復できるようになります。復習になりますが、睡眠の質を高めるための3大ポイントをお伝えします。

①夕食は早め（寝る3時間前まで）にすませる。

②寝る前（できれば2時間くらい）はスマートフォンやパソコン、テレビは見ない。

③シャワーですませず入浴する。また、寝る2時間前にはお風呂から出る。

睡眠のゴールデンタイムに合わせて眠る

1日はいい睡眠から

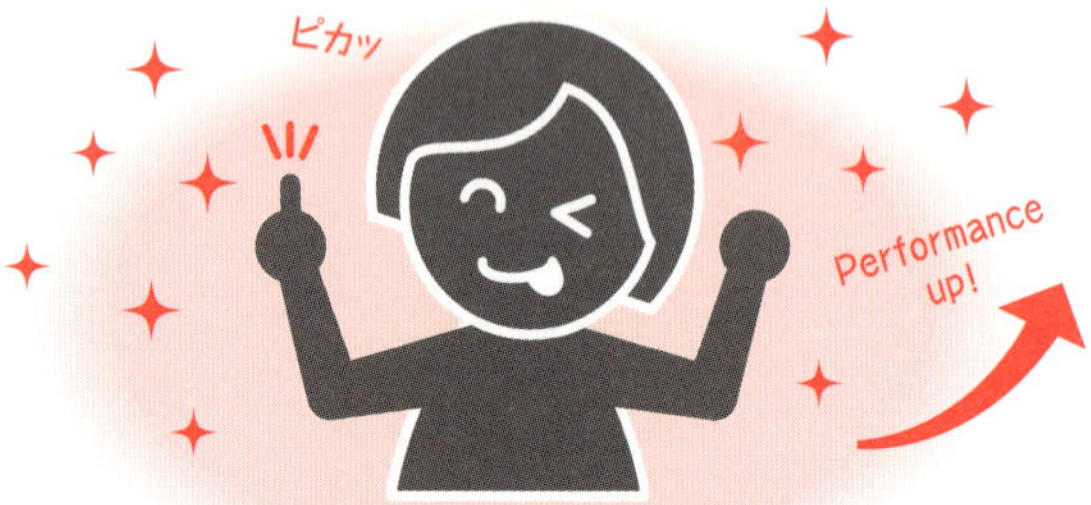

いい睡眠は充実した日常を作る

睡眠中は回復タイム

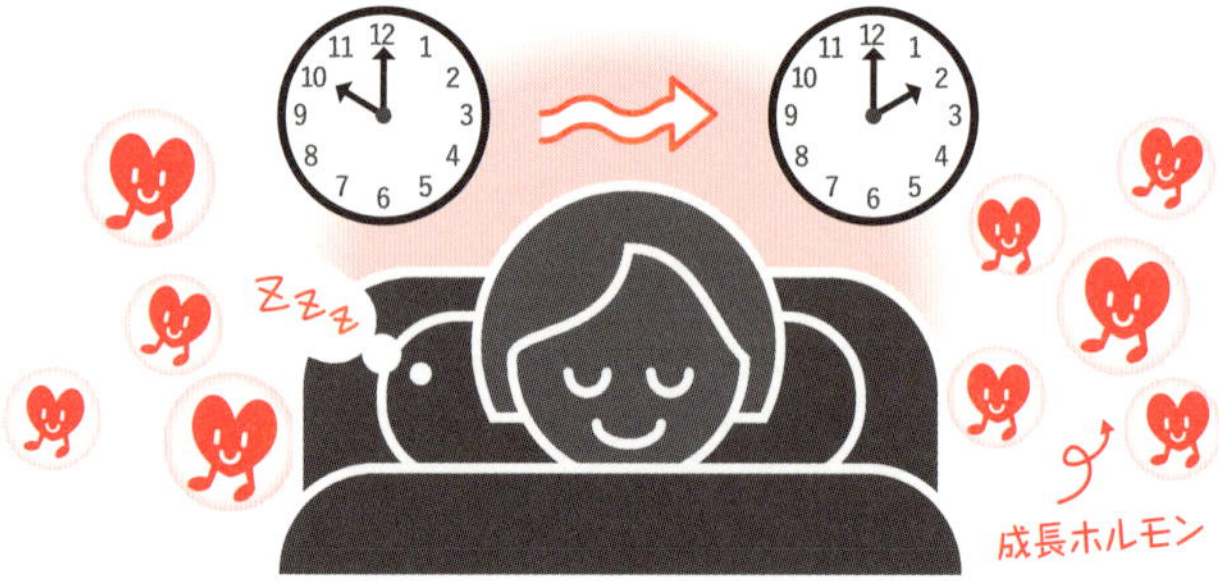

22時から2時までが睡眠のゴールデンタイム
成長ホルモンが促進される

第5章

休む習慣でバランスをとる

29. 自分にとって心地よい仕事とオフのバランス

●完全なオフは不要

自律神経のバランスという観点から言うと、週休2日は絶対に必要というわけではありません。私もそうですが、完全なオフ日を作ってしまうとかえって生活のペースが乱れ、自律神経も乱れやすくなって、オフ明けの仕事モードにもうまく入れなくなります。**自分にとって快適な休息パターンで過ごすことが肝要**です。

私の場合は、休日でも病院や研究室を訪れ、患者さんの様子を見たり書類をチェックしたりなど、1時間ほど仕事をするようにしています。そのほうが心身ともに調子がいいのです。しっかり休むために、自分にとって一番心地よい休息パターンを見つけましょう。

●快適な休息パターン

快適な休息パターンは人それぞれです。**大切なのはいかにストレスフリーになるかということ。**仕事が気になるなら、平日にはしにくい作業を休日にして、その代わりに平日の2日は早めに帰って、夜のリラックス時間をしっかりとるといったほうが良質の休息を得られます。

私は2～3年に一度くらいの割合で引越しをします。面倒なのですが、そのほうが身の回りのものを整理できたり、新しい環境で新たな気持ちで物事に取り組めたりして、ストレスフリーな状態になります。自分なりの快適パターンをいろいろ探してみましょう。

オンとオフのバランスが決め手

休日の過ごし方をチェンジする

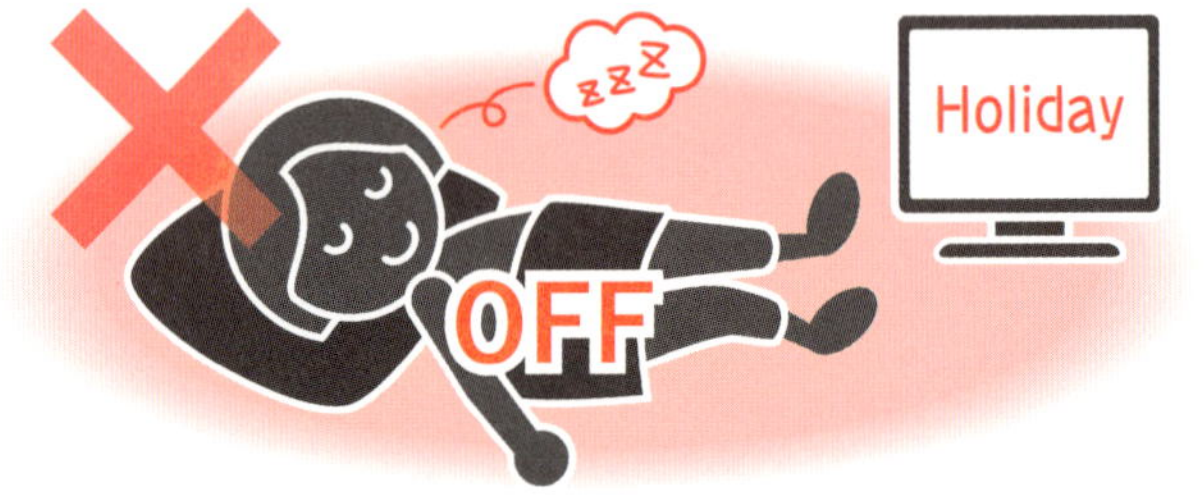

休日に完全オフは、自律神経が乱れやすくなる
ほどよい休息を

自分のベストな休息を見つけよう

夜のリラックスタイムを
確保する

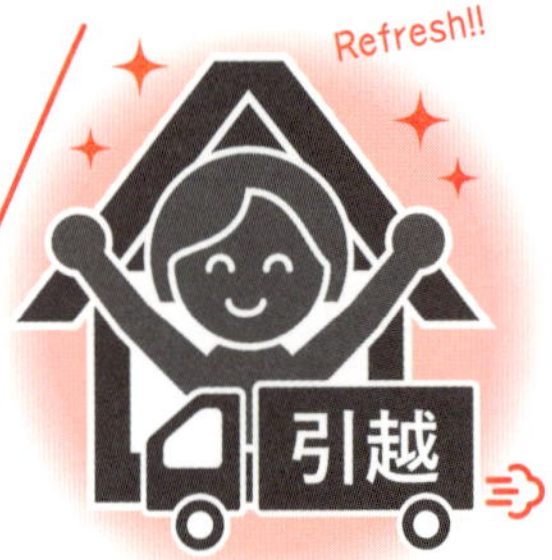

引越しするのも
ストレスフリーに

30. ダラダラ派はゆる計画で充実した休日に

●要はストレスフリー

休息のとり方は人それぞれです。スポーツをするもよし、趣味に没頭するもよし、ダラダラするもよし。ストレスフリーの快適パターンであれば、どんな過ごし方であってもいいのです。そうやってリラックスできれば、乱れていた自律神経のバランスが回復します。

ただ、ダラダラ派の人は夕方になると「1日無駄にしてしまった……」と後悔してストレスを抱え、せっかく整ってきた自律神経を自ら乱してしまうことがあります。

そこで**ダラダラ派の方におすすめしたいのが、「ゆるやかな計画性を持って**

ダラダラする」ことです。そして、計画的にダラダラして「達成感」を得るのです。

●計画的なダラダラ

例えば、「明日は何もしないけど、夕食くらいは自分で作って栄養のあるものを食べよう」とか、「明日は昼までゴロゴロして、午後のよいタイミングで散歩して、帰りに買い物をしよう」など、**極めてゆるい計画を立てて、ダラダラペースで実行**します。すると、休日の終わりを迎えるころには「よく休めた」と思え、満足感や充実感すら覚えられます。

このような精神状態になれば、気持ちよく眠ることができ、翌朝のコンディションもしっかり整います。ダラダラ派の方は、ぜひ「ダラダラする１日」の計画を立ててみてください。

ゆるい計画でダラダラしよう

ストレスフリーでやる気アップ

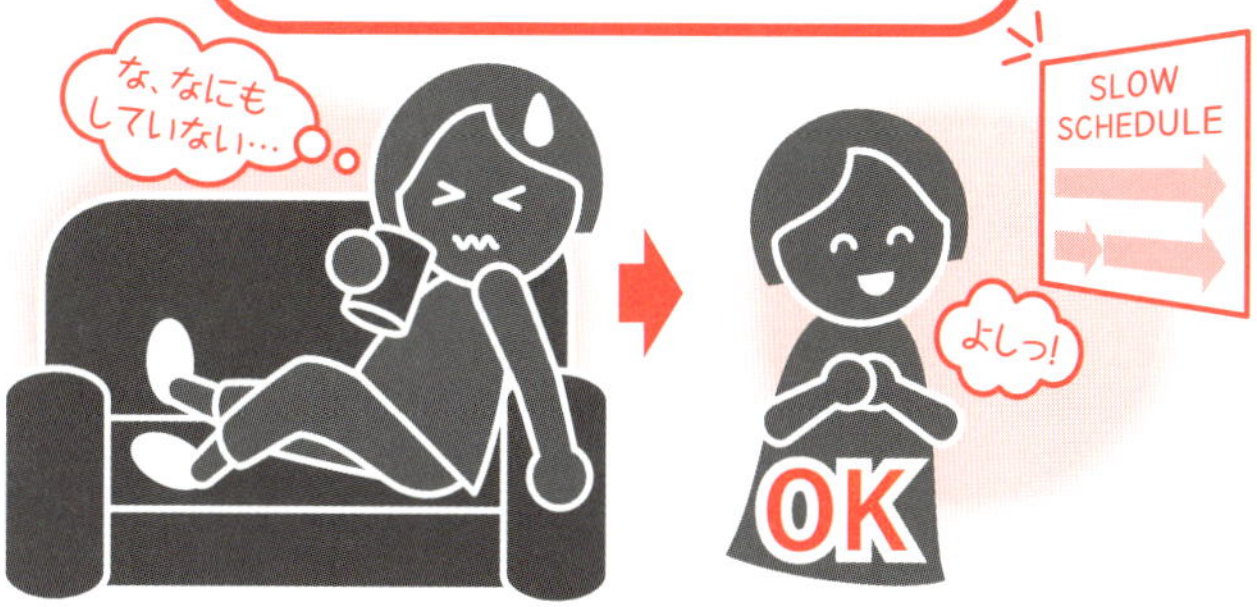
な、なにもしていない…
SLOW SCHEDULE
よしっ!
OK

ストレスをためない休息のためには、
ゆるやかな計画を立てる

ダラダラを悔やまなくてもOK!

Let's have fun!!

何もしない休日でも、
手作り料理で
満足感アップ

31. 1時間早く起きてゆったりと休む

●朝に理想バランスを作る

休息は、仕事など何かをしたあとにとるものですが、あえて何かをする前に心と体を休めてみましょう。行動の前に気持ちを整える時間をもうけることは、自律神経のバランスを整え維持するのに有効です。

おすすめは朝の1時間。早起きしてゆったりとする時間をここでもうけると、その日が快適になります。 1日の始まりに作られた自律神経の状態は続きやすく、パフォーマンスを上げてくれます。朝、リラックスした気持ちでその日の計画を立ててはいかがでしょうか。物事を効率的に進められますし、「仕事が終わったらあれをやろう」という楽しみもできます。

●ゆっくりていねいに動く

いつもより1時間早く起きられたら、ゆっくりと休むように動いてみましょう。

ていねいにコーヒーをいれたり、おかずを1品多くした朝食をゆっくりと作ったり、家族と休日のような会話をしたりする。きっと、それまでのバタバタの朝では感じられなかったマインドになっていると気付くはずです。また、呼吸も自然と深くなっていき、血流も増えているでしょう。さらに、ゆっくり食べれば、胃腸への負担が減り、その調子を確実に上げることができて、栄養もしっかりと吸収されていきます。

こうなれば、**自律神経が最高の状態で1日のスタートを切れます。**

いつもより1時間早く起きてみよう

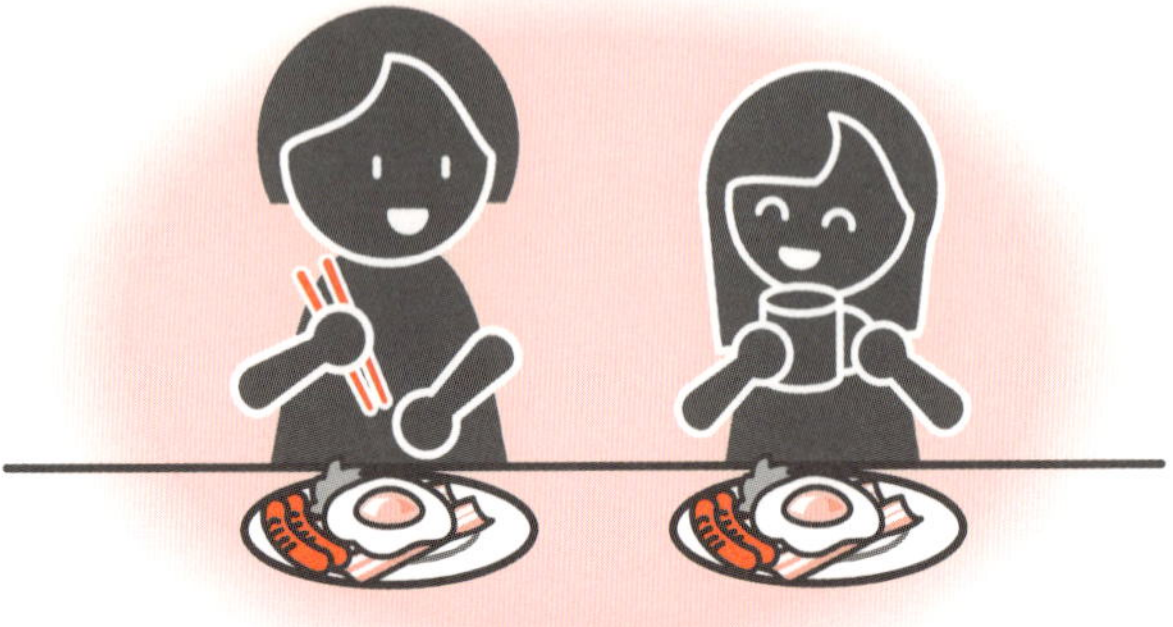

おいしい朝食を家族と会話しながら食べたり
ゆったりとした時間を過ごしてみる

↓

自律神経が最高の状態になり、快適な1日に

反対に、朝のバタバタは
自律神経のバランスを乱し、
日中の活動に悪影響を
与えてしまう

32. 1週間に1日だけ予定のない日を作る

●あえて予定のない日

1日は24時間しかありません。だから、多くの仕事や家事、雑務をこなそうと思えば、少しでも効率的に物事を進め、わずかな時間も有効活用するしかありません。多くの方は、さまざまな工夫をして、1つでも多くの仕事をしようと努力していると思います。私もそんな一人です。

ただ、私の場合、**1週間に1日は予定をまったく入れない日をあえて作ります。**これができない状況もありますが、スケジュールを組むときは、なるべく「その日」を外すのです。こういった日が週に1日あると、精神的な負担がかなり軽減でき、心のゆとりを大きく持つことができます。

●スケジュール崩壊を防ぐ

週に1日、スケジュールのない日があると、急用やアクシデントに対応しやすくなります。これがスキマのまったくないがちがちのスケジュールだと、調整できる余裕がなく、スケジュール全体が崩壊します。自律神経にとって最悪の状態です。

スケジュールを入れない日を作ってみましょう。金曜日に設定すれば、未完の仕事などをこの日に処理できますし、気持ちよく週末を過ごせます。また、仕事がスケジュール通りに進んだのであれば、残業の必要がなくなって夜のリラックスタイムを長くできます。そうなれば、**自律神経が整った状態でオフの日に入ることができます。**

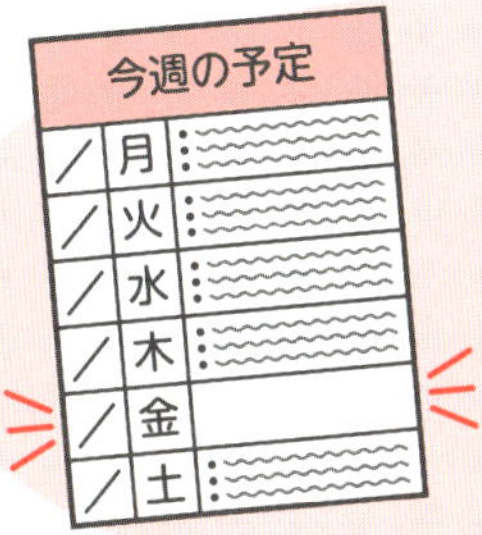

予定をつめこみたい
衝動をおさえ、
1週間に1日は
何も予定がない日を
作ろう

そうすることでたくさんのメリットが…

心にゆとりができ、精神的な負担が軽減される

スケジュールの崩壊が防げる

予定通りに進まなくても、予定のない日に処理できるので残業がなくなる

「今週は○○が終わらなかった…」
といった心配がなくなり、自律神経が
整った状態でオフの日を過ごせる

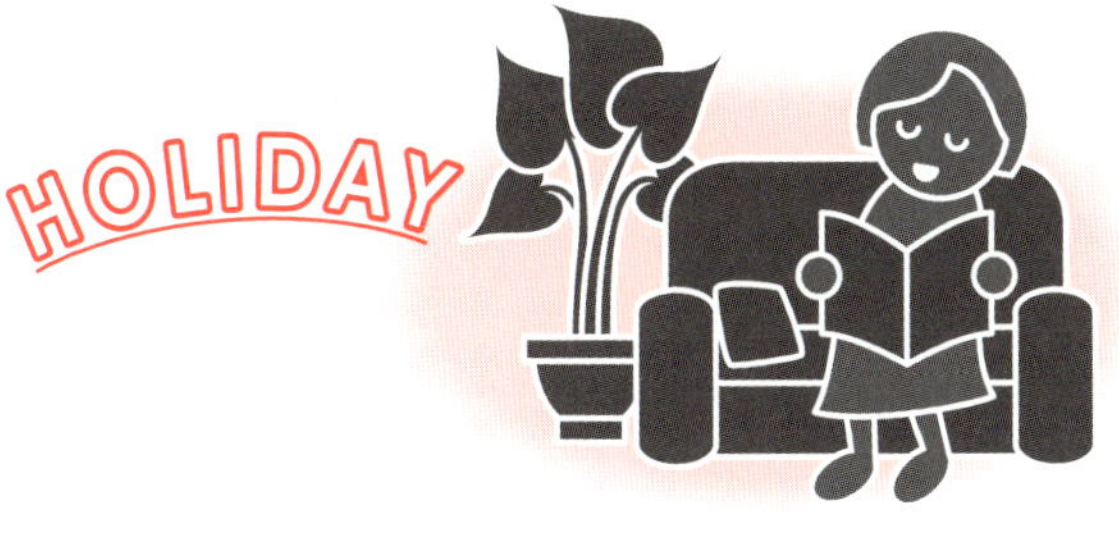

第6章

体調は自律神経が決める！

33. 自律神経が体調を決める

●生命の営みを支える神経

自律神経とは、簡単に言うと、生命活動に欠かせない内臓のはたらきや血液の流れ、呼吸などをコントロールする神経です。例えば、暑い日に外に出れば、体が反応して、体温を上げないように、血液の量を増やして、体内の高まった熱を血液に移動させて、皮膚の下に運んで外に放出しようとします。

私たちの体はこうして体内の状態を一定に保とうとするのですが（恒常性）、これを私たちが意識せずともできるのは、自律神経がいつもうまくはたらいてくれているからです。食べ物の消化や吸収、排泄、免疫、代謝、内分泌なども、自律神経なしではたらきません。

●2つの神経バランス

神経は「情報の道」で、この道を介して体と脳はコミュニケーションを常にとりあっています。この神経は大きく「中枢神経」と「末梢神経」に分かれます。末梢神経は、脳や脊髄の中枢神経から体のすみずみまで伸びていて、さらに「体性神経」と「自律神経」に分かれます。体性神経は知覚や運動にかかわり、意識することができます。

一方の自律神経は、心臓や肺、腸、血管などに伸びてコントロールしていますが、そのはたらきを意識的に制御することはできません。**自律神経は「交感神経」と「副交感神経」から成り、この2つのバランスでそのはたらきが決まります。**

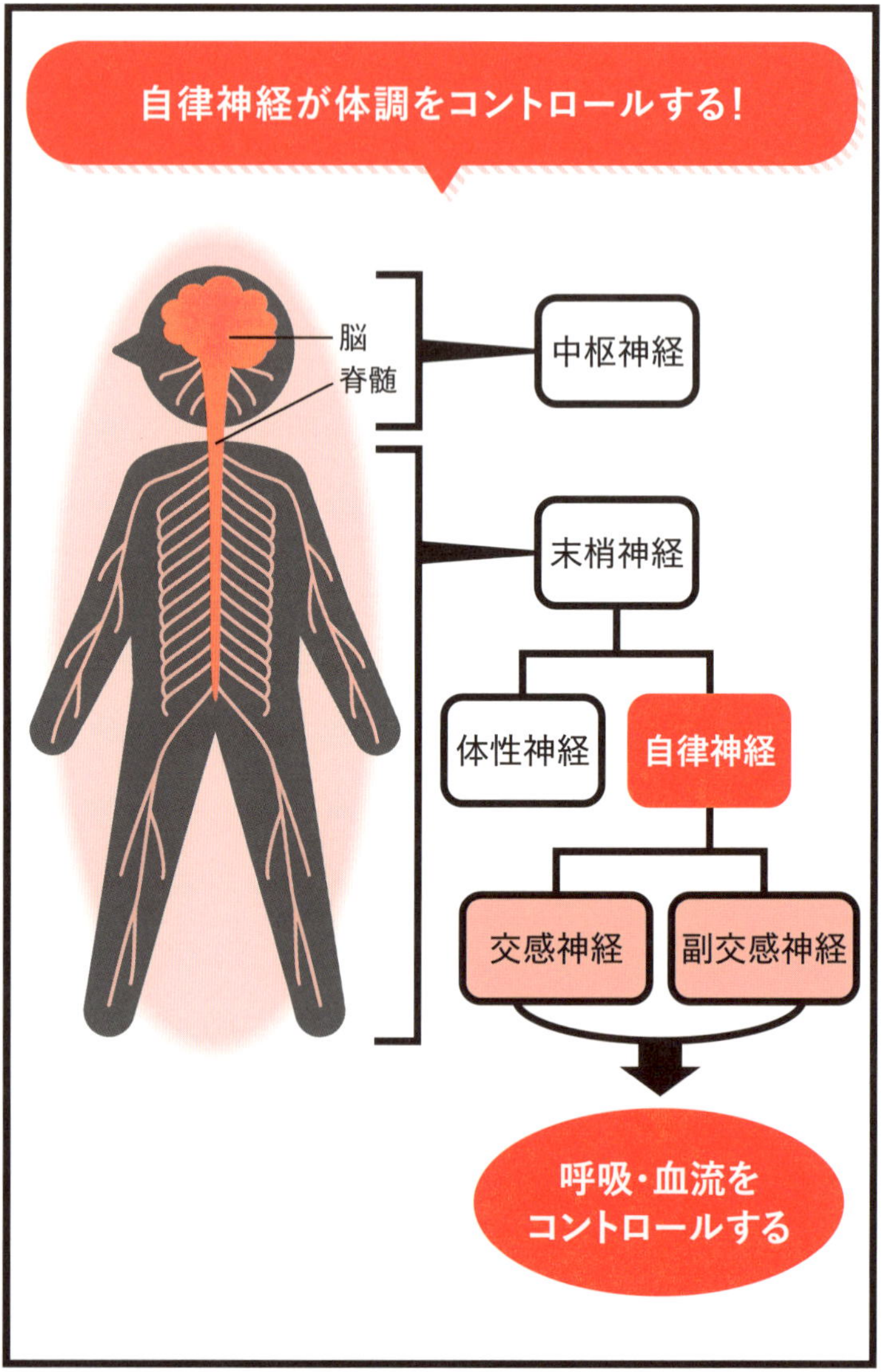
自律神経が体調をコントロールする!
脳
脊髄
中枢神経
末梢神経
体性神経
自律神経
交感神経
副交感神経
呼吸・血流を
コントロールする

34. ストレスには気をつける

●自律神経を整えたい

呼吸や血流、内臓のはたらきが正常であることは、私たちが健康でいるためには欠かせません。体の中には生命活動に必要なさまざまな機能があり、それらの多くに自律神経はかかわりコントロールしています。もうおわかりだと思いますが、**この自律神経の調子が私たちの健康に大きな影響を与えている**のです。

自律神経の調子がよければ、快眠や快便、免疫力アップ、肩こりや冷えの改善、うつなどの不快気分の解消など、さまざまな健康メリットを得られます。健康を欲するならば、激しい運動や高価なサプリメントを試す前に、まず自律神経を普段の生活で整えることです。

●バランスをとる習慣を

自律神経の調子は、交感神経と副交感神経のバランスで決まります。自律神経のはたらきを自分の意思で直接コントロールすることはできませんが、交感神経と副交感神経のそれぞれのはたらきを意識的に優位にしたり抑えたりすることはできます。間接的に自律神経を制御できるのです。

実は、**自律神経のバランスに大きな影響を与えるものが1つあって、それはストレスです。**「メンタルケア」の要素をとり入れた、自律神経のバランスを整える習慣を身につければ、さまざまな不調を解消したり改善することができます。

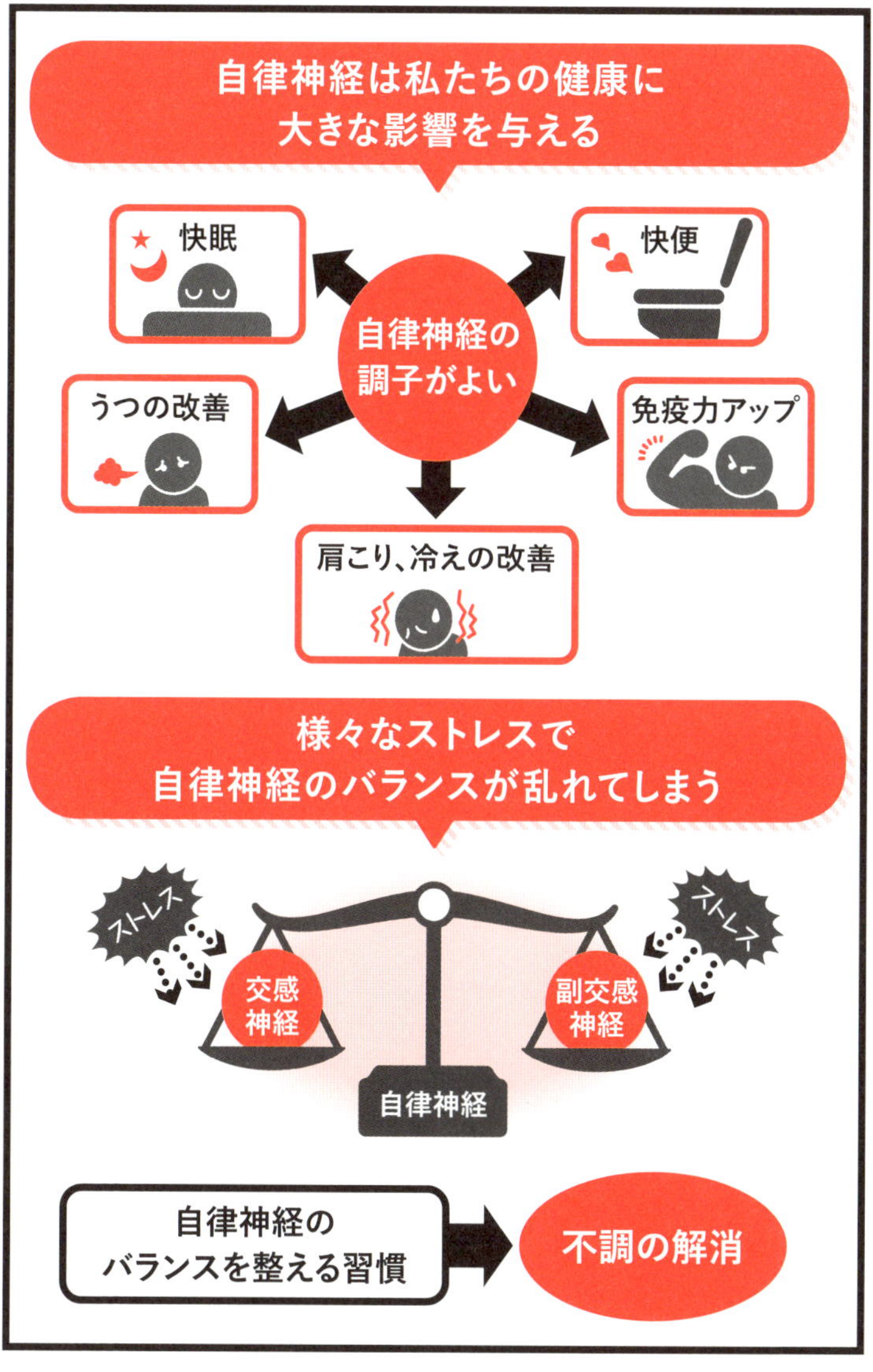
自律神経は私たちの健康に
大きな影響を与える
快眠
快便
自律神経の
調子がよい
うつの改善
免疫力アップ
肩こり、冷えの改善
様々なストレスで
自律神経のバランスが乱れてしまう
ストレス
ストレス
交感
神経
副交感
神経
自律神経
自律神経の
バランスを整える習慣
不調の解消

35. 交感神経はアクセル 副交感神経はブレーキ

●2つは真逆のはたらき

自律神経は、昼は交感神経のはたらきが、夜は副交感神経のはたらきが優位になります。

交感神経は、優位になると心身ともにアクティブな状態になり、血管が収縮して血圧が上がり、心拍数は増え、瞳孔は開き、唾液は減り、胃腸のはたらきは抑制され、膀胱《ぼうこう》は拡張します。精神面でもアグレッシブな状態となり、気分が高揚して緊張の状態に向かいます。

一方、副交感神経が優位になると逆の状態になります。体はゆるみ、血圧は低下し、精神面でも落ち着いた状態になり、冷静で穏やかな気持ちになります。

簡単に言えば、**自律神経において、交感神経はアクセル役で、副交感神経はブレーキ役**なのです。

●加速と減速の使い分け

自動車を上手に走らせるように、**自律神経もアクセルとブレーキをうまく使い分けることが重要**になります。

しかし、現代はICT機器の発達などで頭だけを酷使する作業が多く、メールやSNSなどで複雑で繊細なコミュニケーションが朝から寝る寸前まで続いたりします。

こんなストレスフルの生活だと、いつも自律神経のアクセルを踏んでいるような状態となり、交感神経が過剰なほど優位なままになってしまいます。こうして自律神経のバランスを崩してしまった人を、これまで私は数多く見てきました。

交感神経と副交感神経はアクセルとブレーキ
交感神経
（昼に優位）
副交感神経
（夜に優位）
収縮
血管
弛緩
上昇
血圧
低下
増加
心拍数
減少
興奮
高揚
冷静
沈着
自動車にたとえると……
交感神経
アクセル
副交感神経
ブレーキ
ストレスの多い現代社会では
常にアクセルを踏んでいる状態！
交感神経と副交感神経が
交互にはたらく
自律神経の
バランスが保たれる

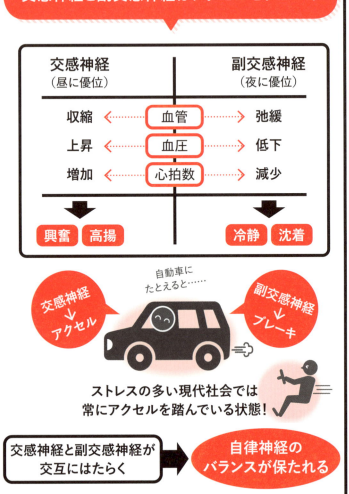

36. なぜ不調はあらわれるのか

●4つのパターン

自律神経のバランスは4パターンあります。

①交感神経も副交感神経も高い
②交感神経が高く、副交感神経が低い
③交感神経が低く、副交感神経が高い
④交感神経も副交感神経も低い

①こそ理想の状態で、集中力が高まっていながら冷静さもあり、自分の実力を発揮できる状態。まさに絶好調のコンディションです。

②は、頑張りすぎだったり、焦りぎみだったりする状態です。たいていストレスでイライラしていて、血流は悪く免疫力もダウン。病気にかかりやすくもなっています。

③は、体がだるく、いくら寝ても「眠たい」という状態です。注意力が散漫《さんまん》になってしまっているケースもよく見られます。

④は深刻な状態です。慢性疲労症候群に苦しむ方に見られることが多く、体調が悪く常にぐったりしています。

●1対1・5まで

精神面で病的な状態があらわれている方の自律神経を調べると、たいてい②か③のパターンです。交感神経と副交感神経の理想のバランスは1対1から1対1・5まで。それ以上の差が生じると、心身のどこかに何らかの不調があらわれます。

「交感神経と副交感神経どちらも高い」が理想的

交感神経	高	高	低	低
副交感神経	高	低	高	低

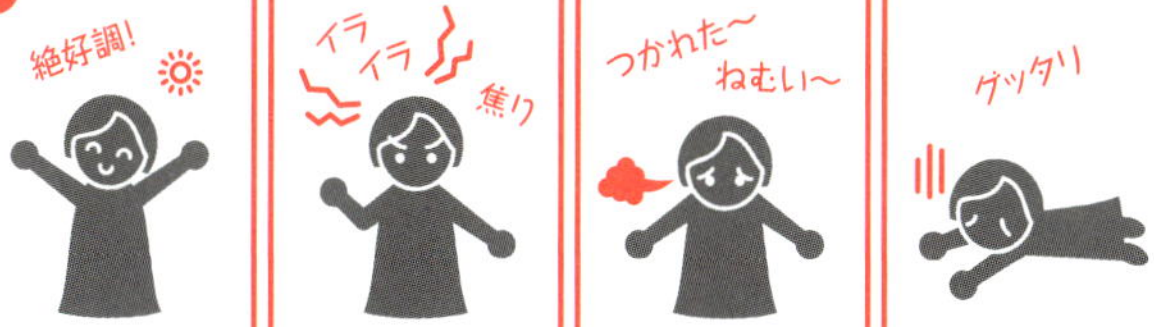

絶好調!
イラ イラ
焦り
つかれた〜 ねむい〜
グッタリ

● 免疫力アップ ● すべて快調	● いつまでも興奮状態が続く ● 免疫力ダウン ● 病気になりやすい	● 体がだるい ● 常に眠い ● 注意力散漫 ● アレルギーをおこしやすくなる	● 常に体調が悪い状態

理想のバランスは

交感神経 : 副交感神経 = 1 : 1
(1:1.5まで)

この差が広がると心身のどこかに不調が出てきてしまう

バランスがとても大切

37. 笑ってみる

●副交感神経を高める

交感神経と副交感神経のはたらきを優位にしたり抑えたりすることは意識的にできるのです。そのやり方を覚えて実践し習慣化すれば、自分で自律神経のバランスを整え、体と心が整った状態にできます。

実際、**自律神経の調子を落としている方の多くは副交感神経のはたらきが弱くなっています。**これをいかに高めるかがポイントです。

●笑い1つで変わる

1つの例を挙げましょう。

何かに対して怒りや不安などを覚えると、それがストレスになって、体の中では交感神経のはたらきが高まり、副交感神経のはたらきが弱まります。この状態のとき、簡単な動作を1つするだけで副交感神経のはたらきを上げることができます。

笑うのです。笑いは、免疫力を高める効果があるとわかっています。私も、いろいろな表情をしたときの自律神経の状態を調べたことがあり、作った笑顔でも副交感神経が高まるとわかりました。

ストレスがかかったとき、あえて笑いましょう。すると、自律神経のバランスを回復させることができ、精神的に楽になって冷静にもなれます。集中力や冷静さも発揮されて、ストレスの原因となっている問題も解決できるようになるかもしれません。ストレス解消は、まず自律神経を整えることから始まると、私は考えています。

自律神経のバランスは
自分でコントロールできる!

交感神経と副交感神経のバランスは
自ら意識して調整ができる

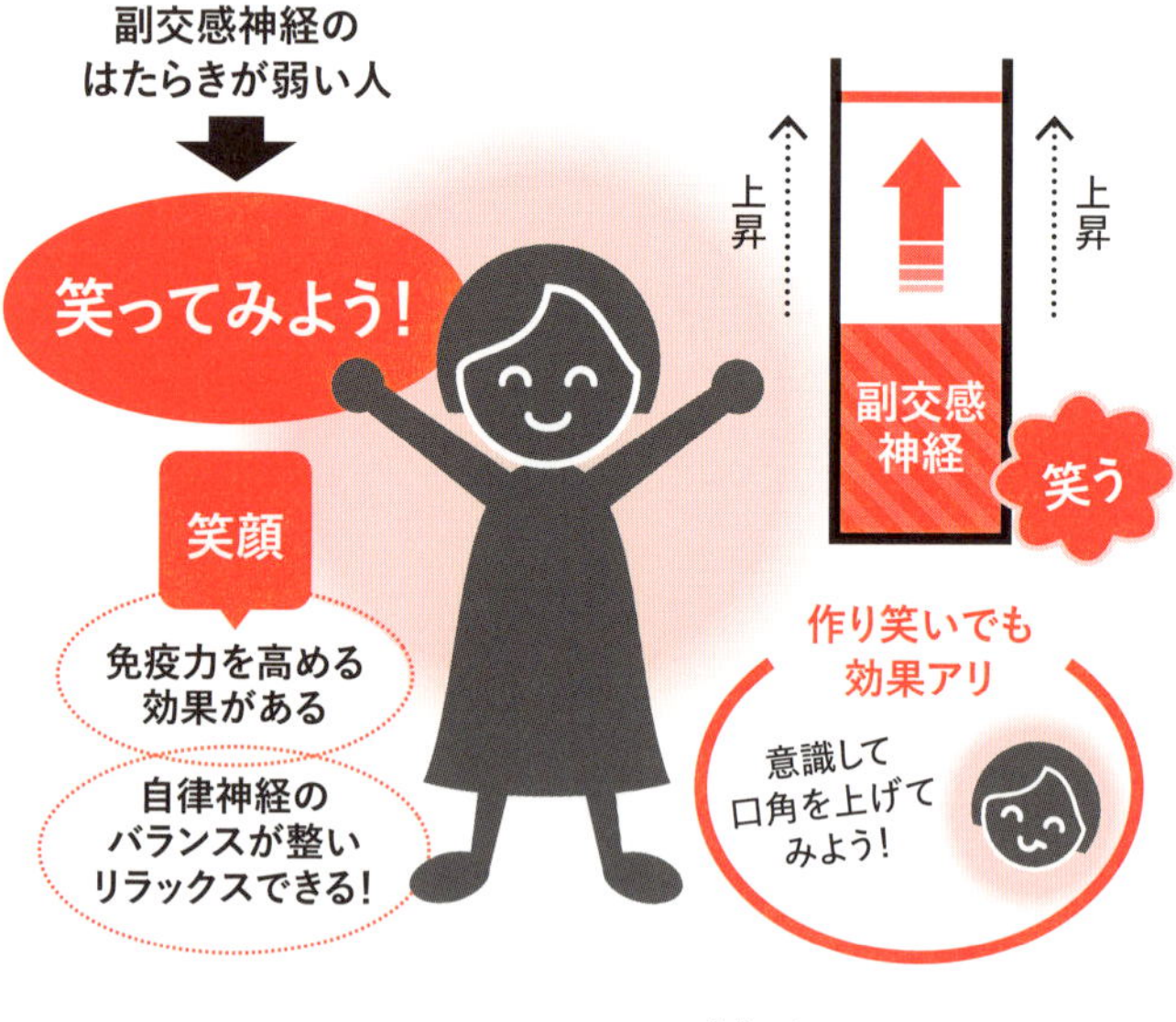

ストレスを感じたときは「笑う」が一番

常に「笑顔」を心がけよう!

38. 体を動かしたり、休めたりする

●休むだけではダメ

今回のコロナ禍で、「休養をとって免疫力を高める」という言葉をよく耳にしました。しかし、単に体を休めるだけでは、免疫力アップは期待できません。肝心なのは、自律神経を整えることです。**自律神経のバランスを整えると、免疫で中心的な役割を担う血液内の白血球成分のバランスがよくなり、免疫力がアップする**のです。

逆に、交感神経だけが優位になりすぎると、免疫のバランスが乱れ、有用な常在菌まで殺すようになります。また、副交感神経が過剰に優位になるのも問題で、体内に入ってきた異物の抗原に過敏になって、アレルギーが起こりやす

くなります。

●頼もしい感染症対策

交感神経と副交感神経のバランスをうまく整える習慣を身につければ、免疫力を高めることが可能です。毎日、ちょっとした努力や工夫を実践できれば、頼もしい感染症対策の1つになります。

私は、30年ほど自律神経の研究をしてきましたが、**心身の健康やパフォーマンスの向上、アンチエイジングなどにおいて、自律神経が重要な鍵をにぎっていると**確信していますし、そのことが徐々に明らかになってきたとも思っています。病気にならない強い体を作る上で大切なのは、交感神経と副交感神経がうまく釣り合うように、体を動かしたり休めたりすることなのです。

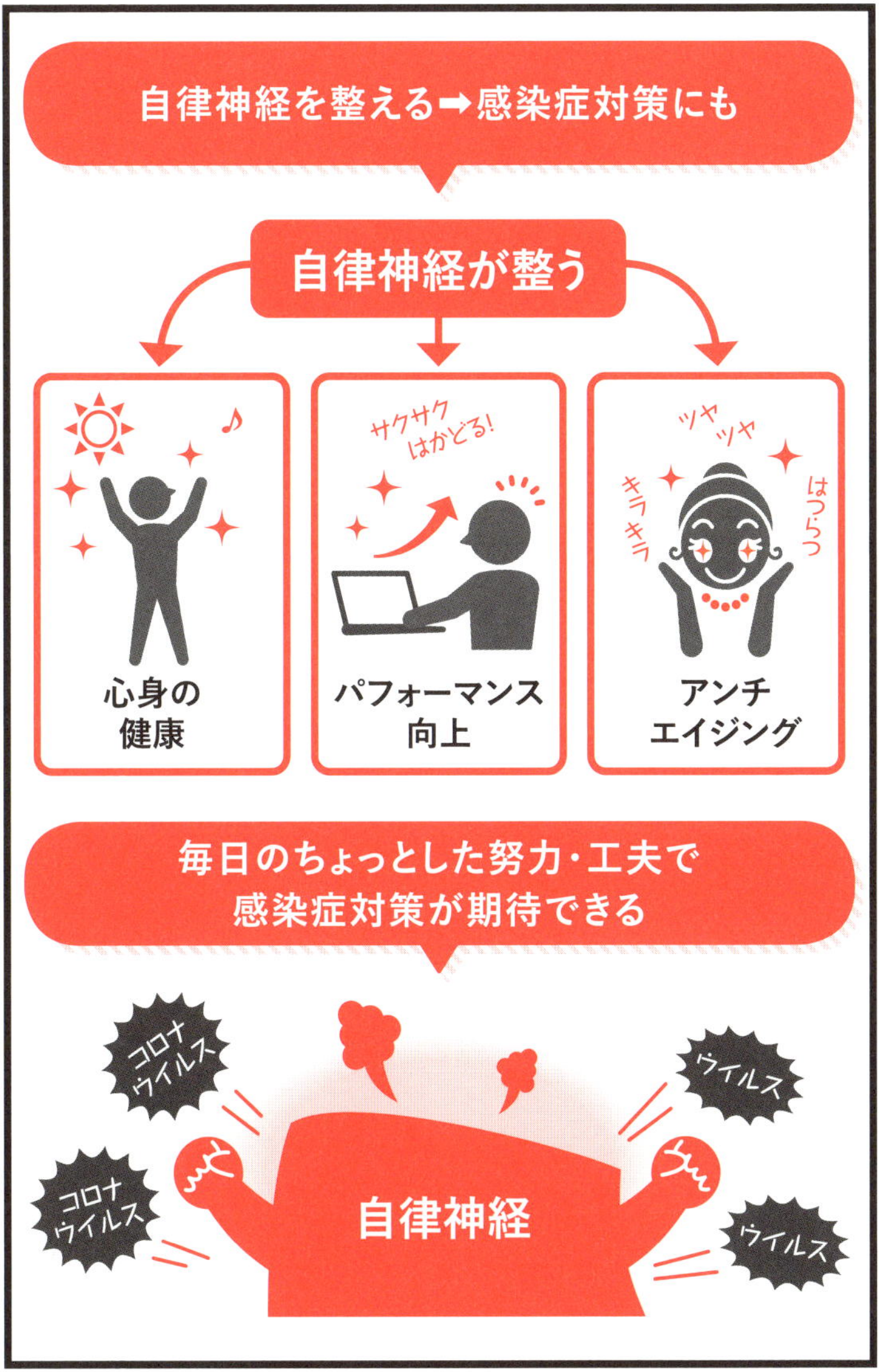
自律神経を整える➡感染症対策にも
自律神経が整う
サクサク
はかどる!
ツヤツヤ
キラキラ
はつらつ
心身の
健康
パフォーマンス
向上
アンチ
エイジング
毎日のちょっとした努力・工夫で
感染症対策が期待できる
コロナ
ウイルス
ウイルス
コロナ
ウイルス
ウイルス
自律神経

39. 深く呼吸する

●ちょっとした習慣

自律神経を整えることで、私たちはさまざまな健康メリットを得ることができます。しかも、自律神経のバランスは自分でとることができます。ふだんからのちょっとした習慣で自律神経を整えることができるのです。

代表的な例は**「呼吸」**です。

前述しましたが、呼吸は自律神経とかかわっていて間接的に血流に関係しています。呼吸は自分で意識して速くしたり遅くしたりできます。緊張などで呼吸が速く浅くなると、自律神経が乱れて血流が悪くなり、腸内の状態が悪化してメンタルヘルスの不調にもつながっていきます。

どんな状況でもゆっくりと深い呼吸をする習慣を身につければ、副交感神経が高まって自律神経のバランスが整い、体のすみずみまで血液が行きわたります。すると腸の機能が回復し、精神的な安定ももたらされます。深く呼吸する習慣を身につけるだけで、体調は大きく変わっていきます。

●生涯にわたって役立つ

本書ではリモートワークなどで部屋にいることが多い方でもできる、簡単な自律神経の整え方を紹介していきます。お金はほとんどかかりませんし、今からすぐにできますので、ぜひ自律神経を整えるノウハウをここで身につけてください。それは生涯にわたって役立つものになるでしょう。

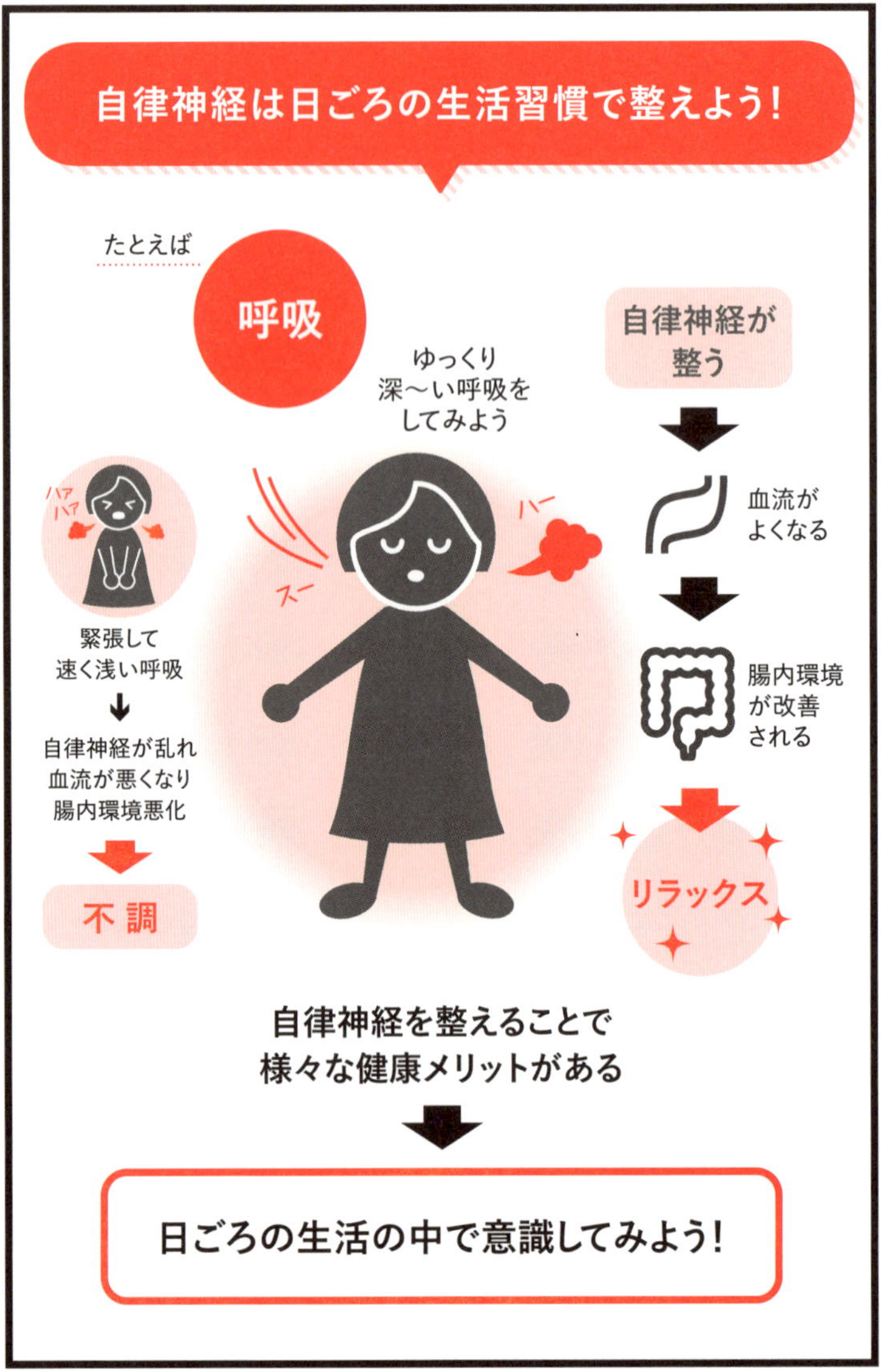
自律神経は日ごろの生活習慣で整えよう！
たとえば
呼吸
ゆっくり
深〜い呼吸を
してみよう
ハァ
ハァ
スー
ハー
緊張して
速く浅い呼吸
自律神経が乱れ
血流が悪くなり
腸内環境悪化
不調
自律神経が
整う
血流が
よくなる
腸内環境
が改善
される
リラックス
自律神経を整えることで
様々な健康メリットがある
日ごろの生活の中で意識してみよう！

第7章

血流をよくすれば体調がよくなる

40. 血液の質と流れで健康になる

●血液が細胞を生かす

私たちの体は数十兆個の細胞の集合体です。このたくさんの細胞が連携してしっかりとはたらくことで、私たちは健康でいられます。

細胞が正常にはたらくには栄養と酸素が不可欠です。その栄養と酸素は食事と呼吸によって体外から取り入れられ、腸と肺で吸収されて、血液によって体のすみずみまで届けられます。また、細胞から出た排泄物を運び出すのも、あるいは病気をもたらすウイルスなどの異物やがん細胞を処理する免疫細胞を運ぶのも、血液とその流れです。**私たちが健康になる生活習慣のポイントは、こ**

の血液の質と流れをよくすることです。

●原因不明の不調の原因

自律神経のバランスが整っていると、交感神経が血管を収縮させ、副交感神経が血管をゆるませて、リズミカルな血流を生じさせます。しかし、**どちらかが過剰に優位になってしまうと、このリズムが弱くなって血流が悪くなり、血液の質も落ちます。**

実際に顕微鏡で血液を見ると、自律神経のバランスが悪い人の血液は、酸素を運ぶ赤血球が変形していたり、くっついていたり、中には壊れてしまっているものもあったりします。こうなると運べる酸素の量が減り、「どことなく調子が悪い」という症状があらわれます。原因不明の不調は、実は自律神経にあったりするのです。

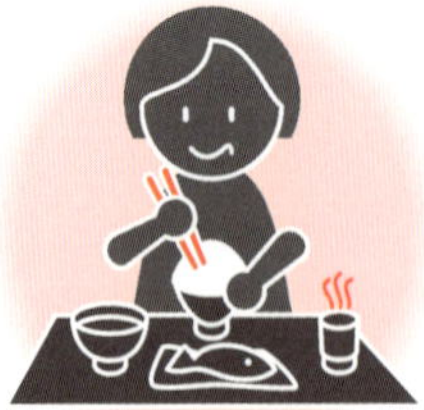

食事と呼吸は生命活動を
維持するだけでなく…

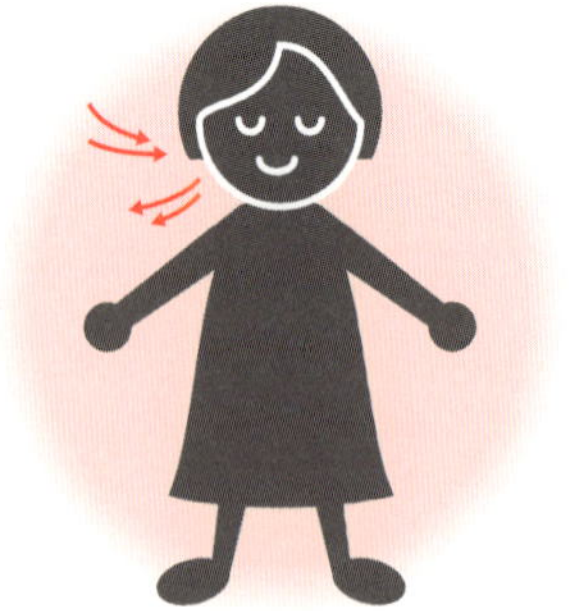

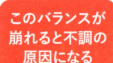

食事と呼吸しだいで、
自律神経のバランスが整い、
血液の質や流れをよくすることができる!

「どことなく調子が悪い」
原因は自律神経のバランスにある

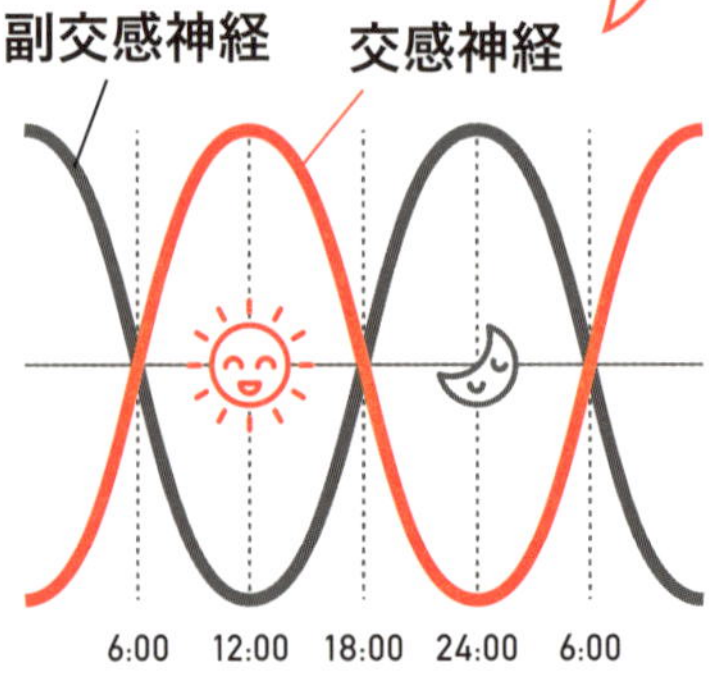

図のように、
健康な人であれば
昼は交感神経が、
夜は副交感神経が
優位になる

このバランスが
崩れると不調の
原因になる

41. 生活習慣を改善すれば血流はよくなる

●健康を決める血液

私たちの体はすべてつながっています。体のすみずみまで血管が通り、血液が巡っています。私たちは体調が悪くなると、つい原因を1つに求めがちですが、そのようなケースはまずありません。腎臓の調子が悪いからといって腎臓だけをケアしても治らないことは多く、症状の出た臓器は、そこがたまたま弱くて一番先にあらわれただけで、**血液が悪くなれば体全体を不調に向かわせていると考えるべきです。**健康は全身の調子がよいときに実現し、病気は全身の調子が悪いときに生じるものです。そして、その調子は血液と血流の質で決まるところが多くあります。

●血液と血流の質を高めよう

生活習慣を改善して自律神経のバランスを整えれば、血液と血流の質を上げられます。**ストレスを抱えて交感神経が過剰になっている人が多いので、副交感神経のはたらきを高める習慣を身につけましょう。**

イメージも大切です。１日に何度も、血液がスムーズに流れ、血管がリズミカルに動き、体の末端にまで栄養と酸素が十分に届けられているところをイメージしましょう。

こんなイメージを持って生活習慣を少し変えると、慢性的な不調が大きく改善するということが実によくあります。

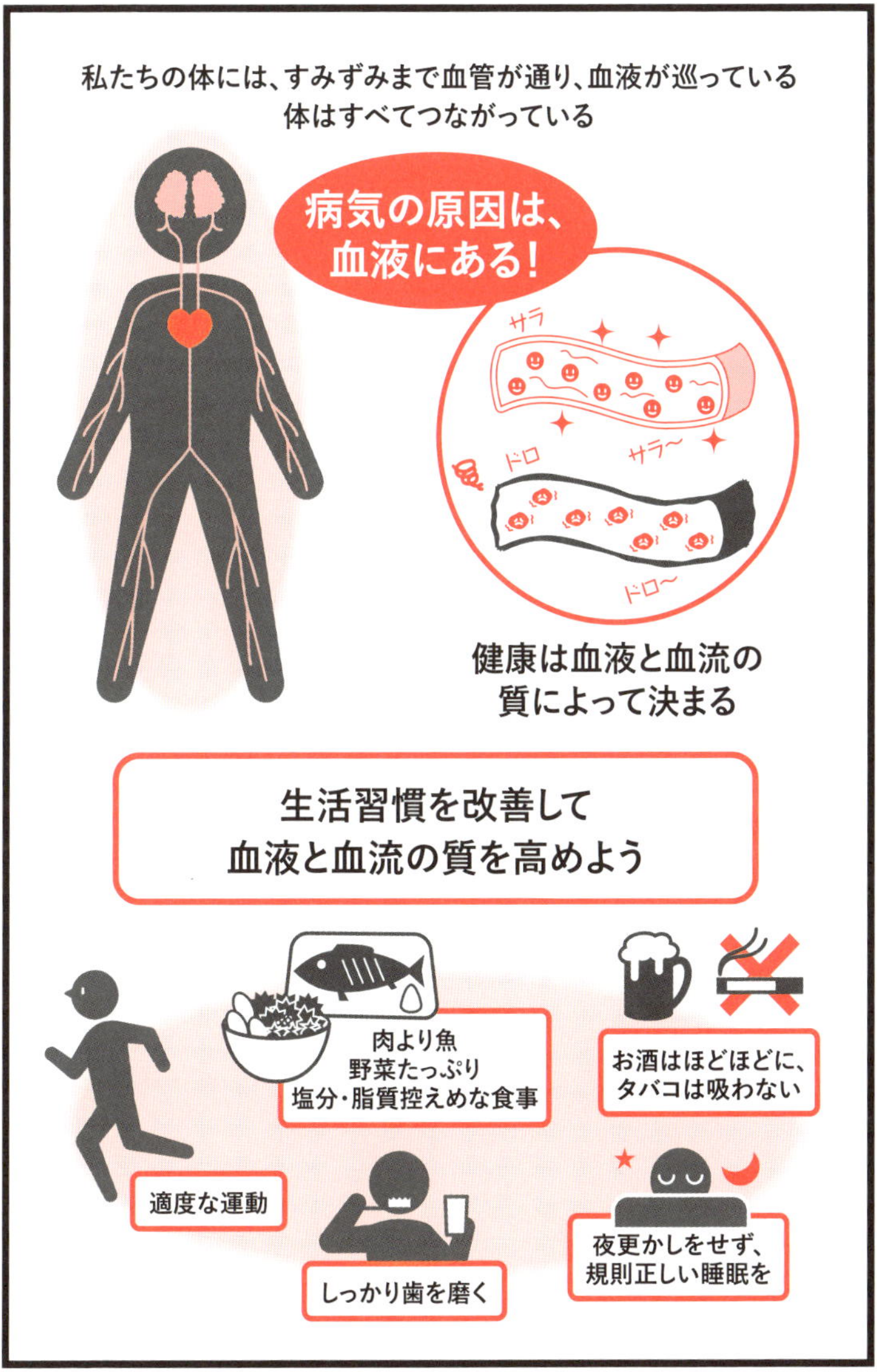
私たちの体には、すみずみまで血管が通り、血液が巡っている
体はすべてつながっている
病気の原因は、
血液にある！
サラ
サラ～
ドロ
ドロ～
健康は血液と血流の
質によって決まる
生活習慣を改善して
血液と血流の質を高めよう
肉より魚
野菜たっぷり
塩分・脂質控えめな食事
お酒はほどほどに、
タバコは吸わない
適度な運動
しっかり歯を磨く
夜更かしをせず、
規則正しい睡眠を

42. 怒りをコントロールする

●血流は感情と関係している

自律神経の状態を調べられるようになって、感情がもたらす自律神経への影響もわかってきました。

感情の中でも、特に怒りは自律神経のバランスを大きく崩す原因となります。

交感神経が過剰に高まり、血管が収縮して血流が悪くなるからです。怒りで手が震えるのは、怒りによって血流が悪くなるからです。血球破壊も生じ、末梢血管に送り出す栄養や酸素が不十分になります。

あまりに激しい感情やネガティブな感情はストレスを高め、毎日続くと交感神経が過剰なままになって、体が慢性的な緊張状態から抜け出せなくなります。

すると血流が常に悪くなってしまいます。

●音楽や香りで制御する

精神と血管に大きな負担となる負の感情には、うまく対処しましょう。わき上がりそうになったら、まずは**深呼吸**です。心の中でゆっくり数を数えながら息を吸って吐くのもよいでしょう。部屋にいるなら、**リラックスできる音楽を聞いたり、好きなアロマをかいだりする**のもよいと思います。

ネガティブな感情を抱いても、自分の健康や生活にとってよいことは1つもありません。人は、自律神経のバランスが整っているときこそ、細胞に必要な酸素や栄養などが血液で運ばれ、脳にも十分な血液が届けられて、心身ともに持てる力をフルに発揮できるようになります。

「怒り」は自律神経を乱す

怒りを感じると
交感神経が過剰に高まる

→ **血管が収縮し、**
血流が悪くなる

毎日のように
ネガティブな感情が続いてしまうと
常に血流が悪くなってしまう

怒りをコントロールする方法

① まずは深呼吸

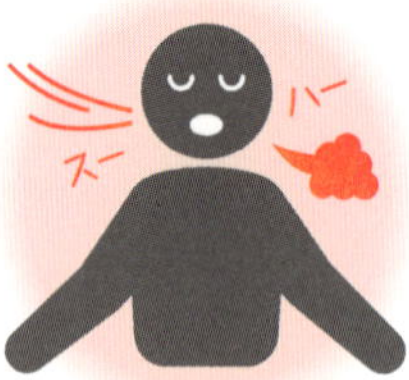

② 階段を1〜2階分
上り下り

ポイントは
ゆっくり
おこなうこと

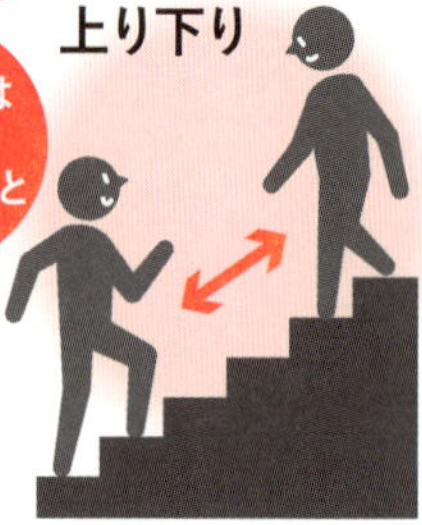

その他の方法

副交感神経
のはたらきUP

- 音楽を聞いたり、アロマをかぐ
- ゆっくりと水を飲む
- 手の甲側の手首を、もう片方の薬指と中指で
リズミカルにたたく

43. 血液なくして免疫システムなし

●自律神経と免疫システム

病気の原因は、医学的に大きく2つに分けられます。1つは「免疫系」。もう1つは「血管系」です。自律神経はこの両方に深くかかわっています。逆に言うと、自律神経を整えれば、この2つに影響をもたらし、多くの病気を予防できるようになります。

私たちの体には、病気をもたらす細菌やウイルスなどから身を守る「免疫」というシステムが備わっています。

免疫システムの中心的な役割を担うのは血液中の**「白血球」**です。この白血球には、「顆粒球」と「リンパ球」と「単球」があり、近年、交感神経が優位になると顆粒球が増え、副交感神経が優位になるとリンパ球が増えるとわかってきました。自律神経のバランスがよいと、白血球のバランスもよくなり、免疫力が高まります。

●白血球のバランスをとる

自律神経のバランスが乱れると、白血球のバランスも崩れます。その影響は、体全体の免疫力が低下するだけではありません。交感神経が過剰になって顆粒球が増えすぎると、健康維持に必要な常在菌まで殺すようになります。副交感神経も、過剰になってリンパ球が増えすぎると、反応がよくなりすぎてアレルギーが起こりやすくなります。

自律神経を整えて免疫システムを正常にはたらかせましょう。

自律神経を整えれば、多くの病気を予防できる

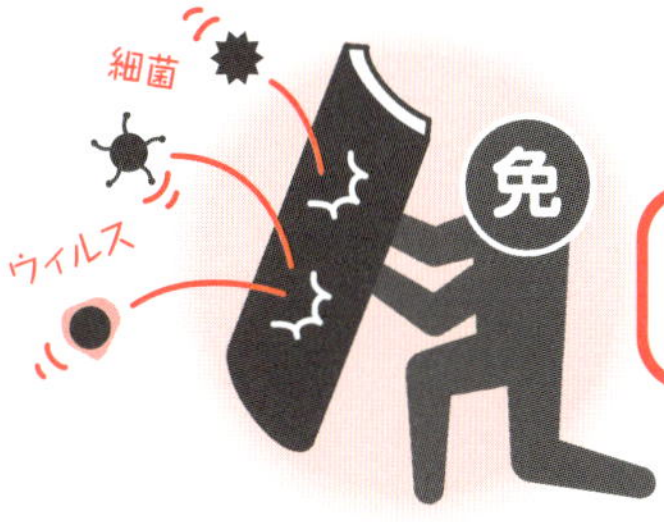

細菌やウイルスから身を守る「免疫」システム

免疫細胞の種類

白血球
体内に入ってきた細菌、ウイルス、カビなどから身を守るためにはたらく

単球
もっとも大きな白血球。アメーバのような見た目

リンパ球
血管やリンパ管で見られる。体内を巡っている

顆粒球
細胞内に殺菌力のある成分を含んだ顆粒を持つ白血球

自律神経のバランスがよいと白血球のバランスもよくなる → **免疫力アップ**

44. 血液の質と便秘は「腸」で決まる

●「便秘外来」の患者たち

東京にある順天堂大学医学部附属順天堂医院には「便秘外来」があります。この専門外来を開設したのは私です。開いた当初は、他の診療科から紹介される患者さんが主だったのですが、しばらくすると、受診を希望する患者さんが急増しました。「この便秘外来に行くと、便秘だけでなく、病気そのものがよくなる」といううわさが広まったからです。

多くの患者さんが不思議がっていましたが、体調がよくなった理由は簡単です。自律神経のバランスがよくなって腸内環境が整い始め、質のよい血液が体のすみずみまで行きわたるようになったからです。

●血液の質は腸で決まる

腸の管には「輪状筋《りんじょうきん》」と「縦走筋《じゅうそうきん》」があり、この2つの筋肉が伸び縮みすることで内容物を移動させます。この運動（ぜん動運動）をコントロールしているのが自律神経です。

血管と同じように、腸も自律神経のバランスが大切で、実際に便秘外来を受診した患者さんを調べると、たいてい自律神経に大きな偏りがあって、腸の運動機能が低下しています。

便秘になると、食物から栄養を十分に吸収できず、血液の質が落ちますので、放置してはいけません。便秘は万病の原因と考えましょう。

自律神経を整えれば、腸もおのずと整えられて便秘が解消され、血液の質を上げられます。

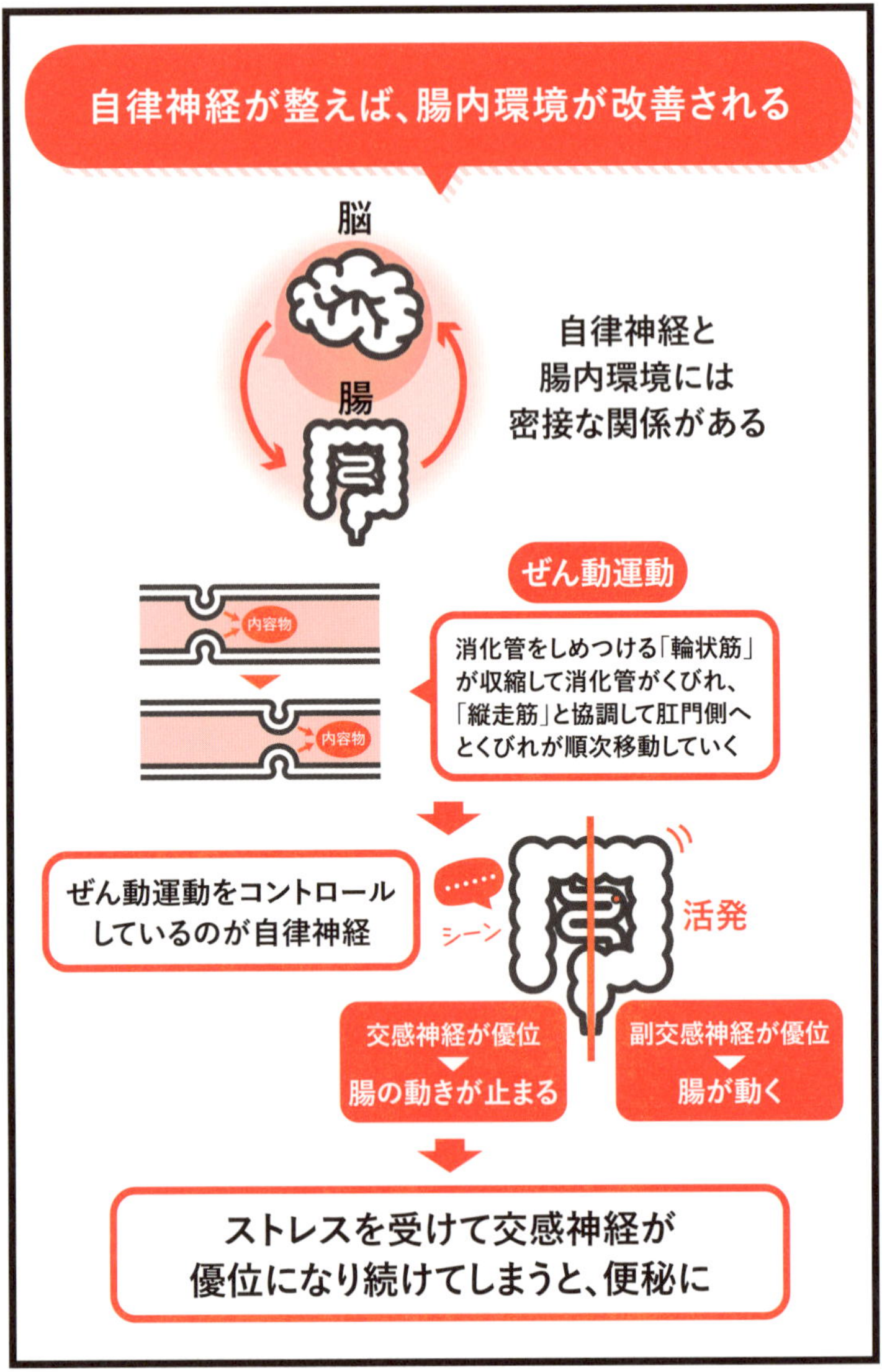

自律神経が整えば、腸内環境が改善される
脳
腸
自律神経と
腸内環境には
密接な関係がある
ぜん動運動
内容物
内容物
消化管をしめつける「輪状筋」
が収縮して消化管がくびれ、
「縦走筋」と協調して肛門側へ
とくびれが順次移動していく
ぜん動運動をコントロール
しているのが自律神経
……
シーン
活発
交感神経が優位
腸の動きが止まる
副交感神経が優位
腸が動く
ストレスを受けて交感神経が
優位になり続けてしまうと、便秘に

45. コーヒータイムでリラックスする

●15分ほどゆったりと

コーヒーには、それに含まれるカフェインが交感神経を高めますが、末梢血管を拡張させる作用や抗酸化作用などで血流をよくする効果もあります。また、コーヒーには神経伝達物質のセロトニンやドーパミンの分泌量を増やし、抗うつの効果も期待できるという実験報告もあります。コーヒーが苦手でなければ、これを飲む習慣を身につけるといいでしょう。

例えば、**仕事に疲れ始めた午後の時間に、15分から20分くらいかけて、リラックスしながらゆったりとホットコーヒーを飲む。**すると、交感神経と副交感神経が同時に高められていきます。目安は1日2～4杯くらいです。

●就寝前にはぬるめの緑茶

日本茶も、コーヒーに負けないほどの効果を持つスーパー飲料です。

日本茶に多く含まれる「テアニン」といううまみ成分（アミノ酸）は脳によい作用を及ぼすことが知られ、これまでの実験でも、テアニンをとるとリラックス状態を示すアルファ波の脳波が増えるとわかっています。

原因のわからない不安感やイライラ、女性の月経前症候群（ＰＭＳ）を改善するという報告や、むくみや疲れ、更年期障害による火照りなど、身体的な症状の改善も期待できるという報告もあります。

就寝前にぬるめの緑茶を飲む習慣を持つと、寝つきをよくし、睡眠の質を高めてくれるでしょう。

1日2〜4杯のホットコーヒーで得られる効果

眠気をとる

血流をよくする

ストレス解消

抗うつ効果

ただし、飲みすぎは逆効果になるので注意！

日本茶に含まれるテアニンの様々な効果

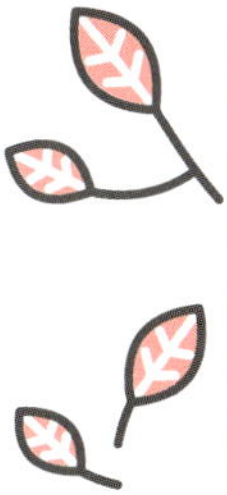

- リラックス効果
- 不安感やイライラ、月経前症候群の改善
- 更年期障害による火照りがとれる
- 血流がよくなる（冷え性改善）

就寝前にぬるめの緑茶を飲んで
睡眠の質アップ！

46. 一口のナッツとチョコを食べる

●リラックスタイムに

リラックスできる小休憩のときにおすすめなのがチョコレートとナッツです。チョコレートの主原料であるカカオの成分にはさまざまな血流アップ効果があり、そのカカオポリフェノールには抗酸化作用があって、血管を丈夫にしてくれます。また、血流を改善するマグネシウムや、貧血や免疫機能の低下を防ぐ亜鉛などのミネラルも含まれています。さらに、カカオには食物繊維が豊富に含まれ、腸内環境をきれいにしてくれます。

アーモンドやクルミなどのナッツも、ミネラルや食物繊維が豊富です。ビタミンに加えて、血圧を下げる効果があるオメガ3脂肪酸も含まれています。

このナッツとチョコレートを休憩時間にリラックスしながら少し食べると、血圧が下がり血流の量も増えて、自律神経も整っていきます。

●チューインガムも効果的

食べ物をかむこと（咀嚼）は血流をアップさせます。副交感神経のはたらきを高める効果も期待できます。

仕事をしているときに「ストレスがたまってきた」と思ったら、**さっとチューインガムを口に入れてかむと、交感神経と副交感神経のバランスの回復が期待できます。**

リモートワークなどで部屋に１人でいるならば、タイミングよくガムやチョコ、ナッツを一口食べて、仕事の効率を上げてみてはいかがでしょうか。

間食におすすめの「チョコ」と「ナッツ」

血流アップ効果
- 血管を丈夫にするカカオポリフェノール
- 血流を改善するマグネシウム
- 貧血や免疫機能の低下を防ぐ亜鉛

- ビタミン、ミネラル、食物繊維が豊富

腸内環境をきれいにする
- 食物繊維が豊富

血圧を下げる
- オメガ3脂肪酸

チューインガムで脳を活性化

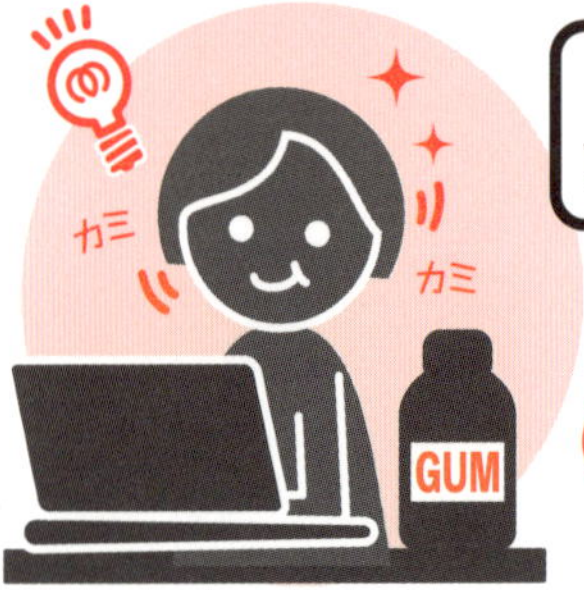

食べ物をかむことは血流をアップさせ、脳を活性化させる

↓

仕事の効率が上がる!

第8章

すぐできる簡単エクササイズ

47. 部屋でスクワットをしてみよう

●無理をせず毎日続けよう

部屋の中で過ごす時間が長くなると、どうしても下半身の筋肉が落ち、体全体の血流も落ちやすくなります。**スクワットを無理のない範囲で毎日少しずつやりましょう。**

また、自律神経は背骨（脊椎）の中を通って体のいろいろなところに伸びています。運動不足になると、この背骨をとり巻く筋肉もかたくなり、自律神経に悪い影響を与えます。体をひねる体操で柔らかくしましょう。

●必ず正しいフォームでおこなう

スクワットは、必ず正しいフォームでおこなうことも大事です。気をつけたい点は、**常に上半身をまっすぐに保つこと。**体が前倒しになると肺が圧迫され、深い姿勢を保つことができなくなるからです。**腰を落とすときに口から息を吐き、上げるときに鼻から吸うように呼吸をする**とより効果がアップします。ひざは、気持ちよいところまで曲げれば十分です。90度以上曲げないように。

【楽々スクワット】

①両足を肩幅に開き、両手を頭の後ろで組む。

②背筋を伸ばして、息を吐きながら腰を下ろす。深さは、ふとももに「負荷がかかってるな」というところまででOK。

③息を吸いながらゆっくりとひざを伸ばして、元の姿勢に戻す。これを朝と昼で20回ずつ。

※深く沈めることよりも、ゆっくりとていねいにすることを意識して。

自律神経を整えるのに最適なのは

「スクワット」！

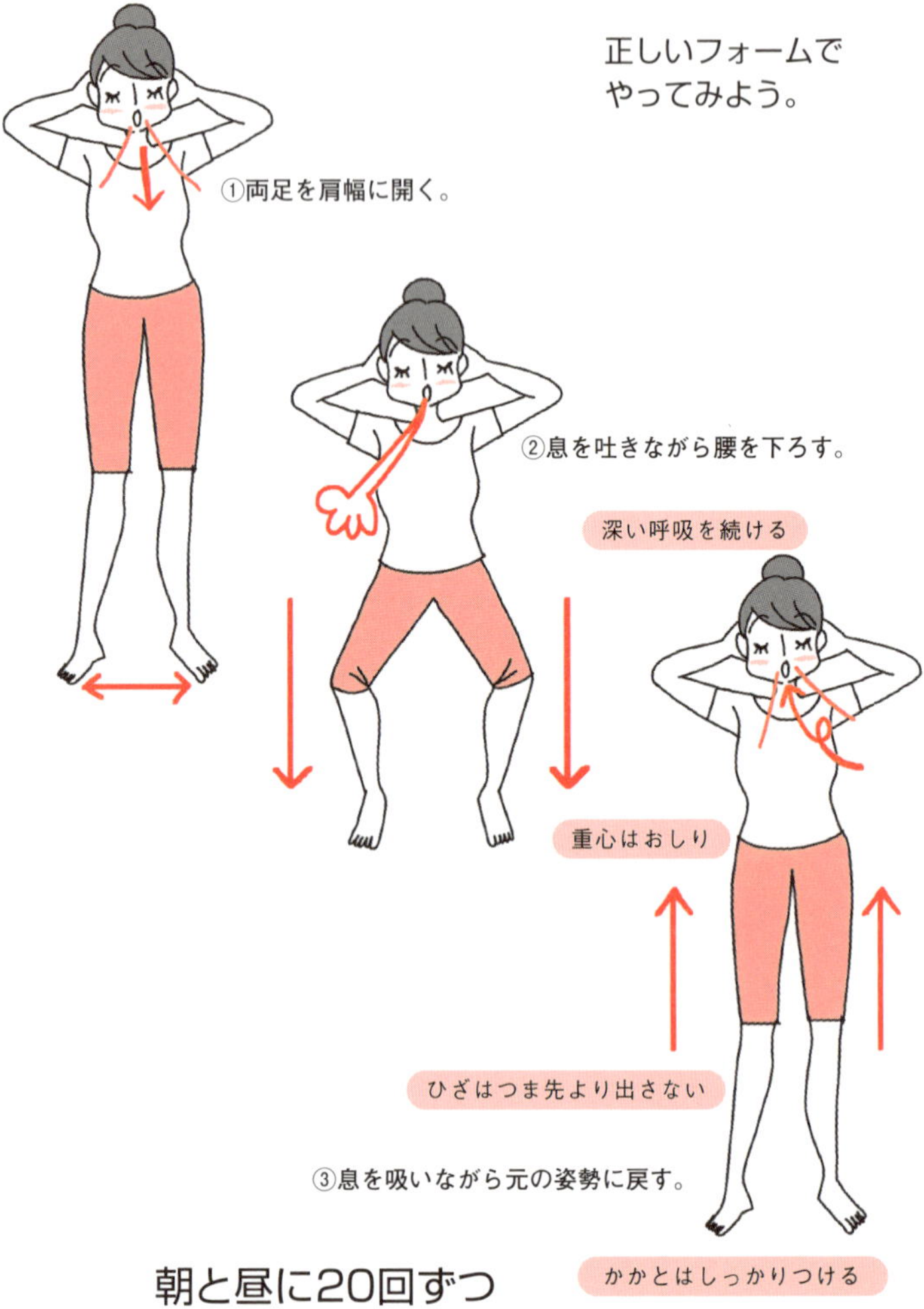
正しいフォームで
やってみよう。
①両足を肩幅に開く。
②息を吐きながら腰を下ろす。
深い呼吸を続ける
重心はおしり
ひざはつま先より出さない
③息を吸いながら元の姿勢に戻す。
朝と昼に20回ずつ
かかとはしっかりつける

48. 眠りが深くなるのはこのストレッチ

●眠る前の習慣にしてみよう

就寝前のストレッチは、心身の緊張をほぐし、寝つきをよくする効果があります。

疲れがたまる1日の終わりに、動きたくない気持ちがあっても、少しだけ体を動かしてみましょう。毎日の習慣にするのがベストです。

呼吸を整え、筋肉をゆるめることで血流がよくなり、リラックスを促す副交感神経を優位にすることでナチュラルな眠気につながります。

ほんの数分間のストレッチでも、深い睡眠がとれて、翌朝の目覚めがよくなります。

ゆったりとした気持ちで、おこなってみましょう。

なかなか寝つきが悪いという人のために、ここでは眠りが深くなるストレッチを紹介します。

ぜひ眠る前にやってみてください。

●深く眠れるストレッチ

両腕を頭の上で交差させ、息を吸いながら、時間をかけて全身を伸ばす。

息を吐きながら体をゆっくり右に倒す（4秒間）。

一度、もとに戻り、息を吸いながら左に倒す（4秒間）。

このセットを1分間かけてゆっくりおこなう。

深くよく眠れる1分ストレッチをやってみよう！

よく眠れる！1分ストレッチ

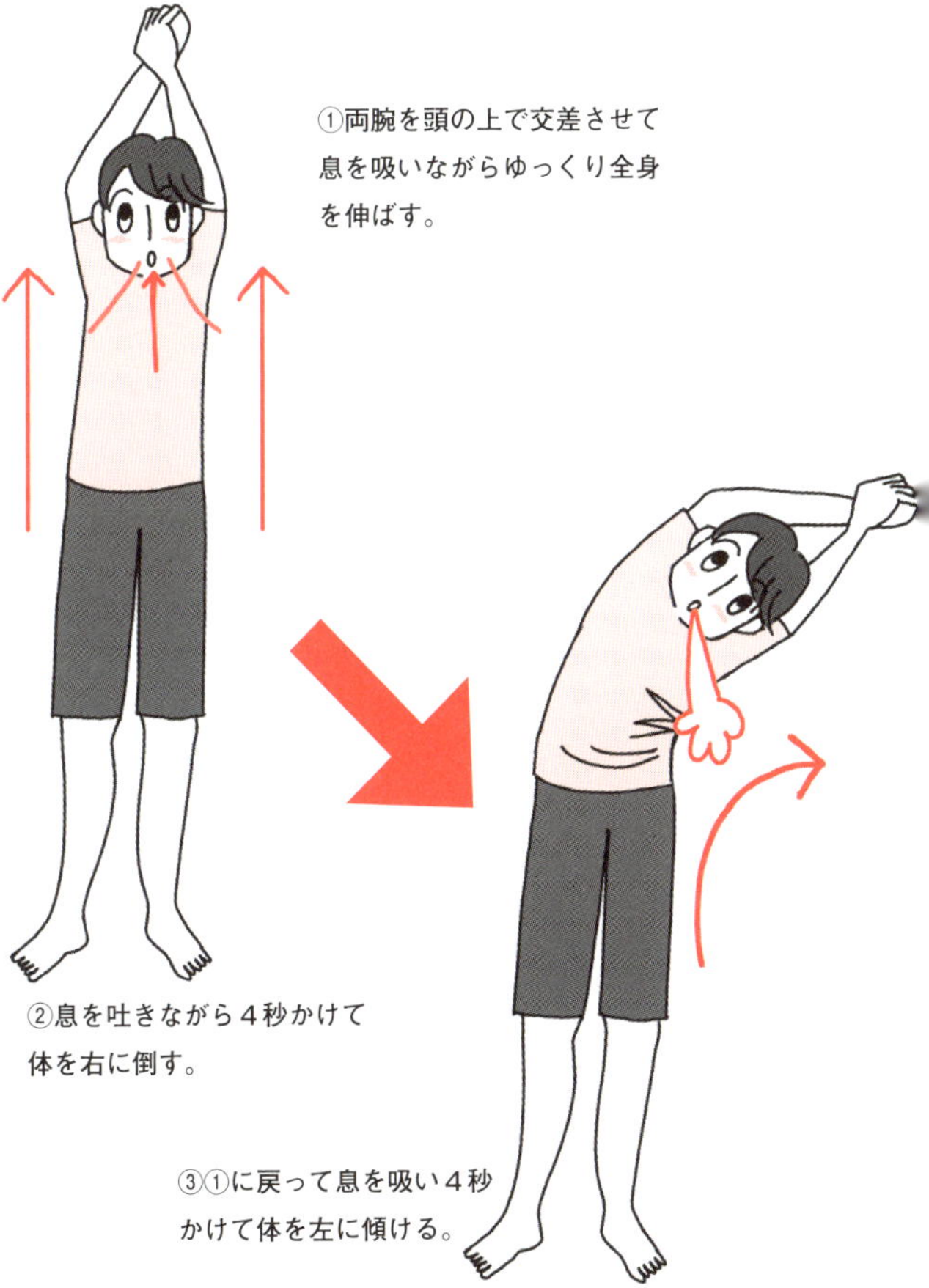

①両腕を頭の上で交差させて息を吸いながらゆっくり全身を伸ばす。

②息を吐きながら４秒かけて体を右に倒す。

③①に戻って息を吸い４秒かけて体を左に傾ける。

①〜③を１セットにして１分間やる

49. スキマ時間に部屋でできる簡単エクササイズ

仕事や家事の合間に簡単にできて自律神経を整えてくれるエクササイズがあります。一度力を入れて筋肉のテンションを上げて、それから「ふー」と一気にゆるめるという体操です。筋肉をあえて一度引き締めると、しっかりとゆるめることもできます。**リラックスできて自律神経のバランスも整います。**3分程度でできますので、仕事が一段落したときや少し休憩するとき、ぜひやってみてください。

・肩甲骨をゆるめるストレッチ

片腕を前に出し、ひじを曲げ、反対側の手でひじを固定し手首を回す。

・股関節をゆるめるストレッチ

いすに深く座り、片足を反対側のひざの上に乗せ足首を回す。

・腰回しストレッチ

背筋を伸ばして立つ。左手で肋骨の下、右手で腰骨の上を強くつかむ。肛門を締めながら、腰を右回り、左回りに大きく8回まわす。

・足首ゆらしストレッチ

足首をつかんで片足立ちになり、かかとをお尻に引き寄せ、そのままの姿勢で足首を10秒間ブラブラゆらす。

・お腹ひねりストレッチ

いすに腰かけて、右足を上にした体勢で両足を組み、上にした足の方向にお腹をひねる。このとき右手でいすの背をつかみ、左手で足が動かないように押さえる。左側も同様にお腹をひねる。

スキマ時間の**簡単エクササイズ**

仕事や家事の合間にスキマ時間ができたら次のストレッチで自律神経を整えよう。

(1)肩甲骨をゆるめるストレッチ

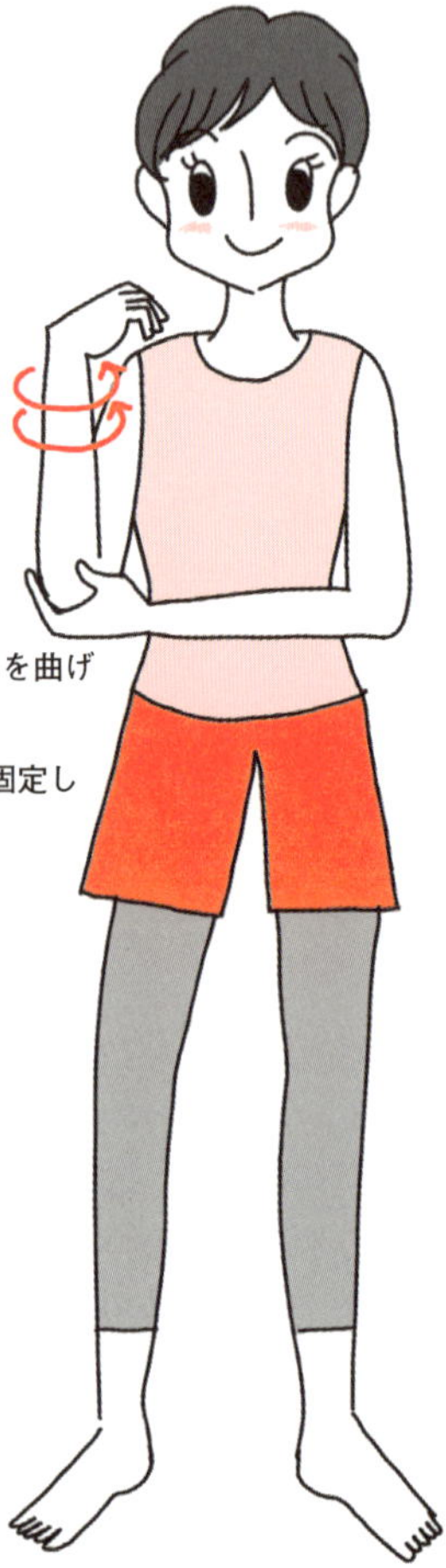

①片腕を前に出し、ひじを曲げて手首を上に上げる。
②反対側の手でひじを固定し手首をぐるぐる回す。

③左右同様に5回ほどおこなう。

(2)股関節をゆるめるストレッチ

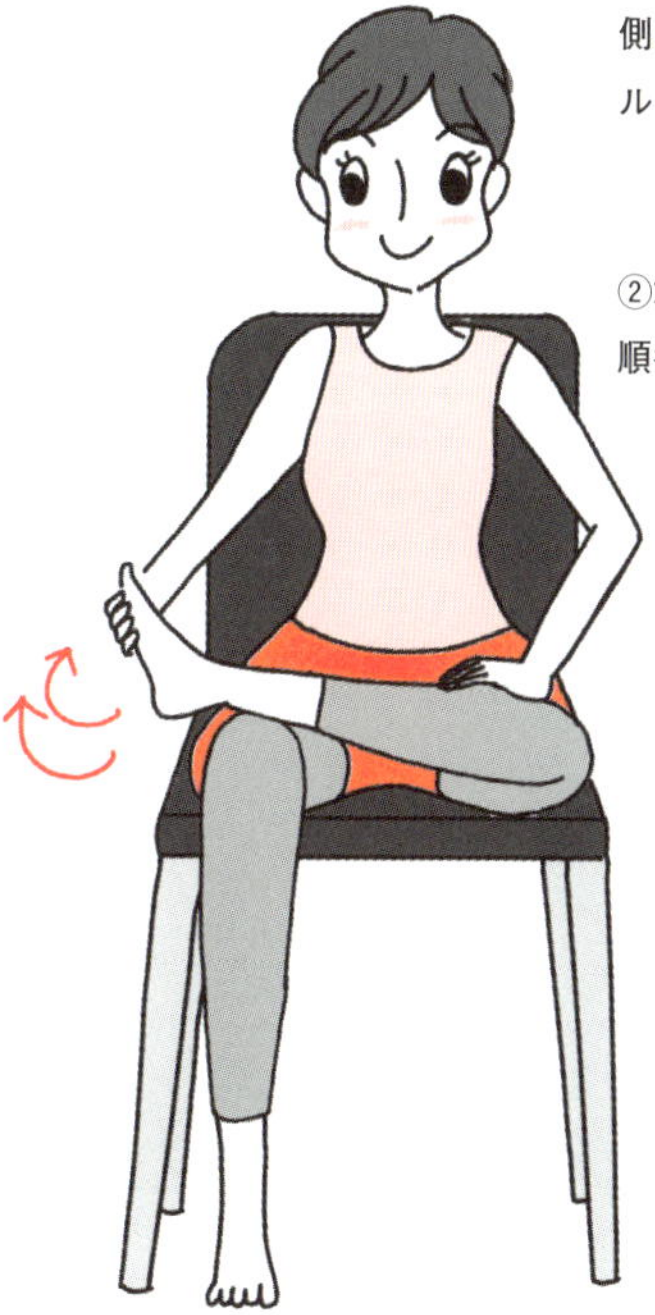

①いすに深く座り、片足を反対側のひざの上に乗せ足首をグルグル回す。

②左右の足を順番におこなう。

(3)腰回しストレッチ

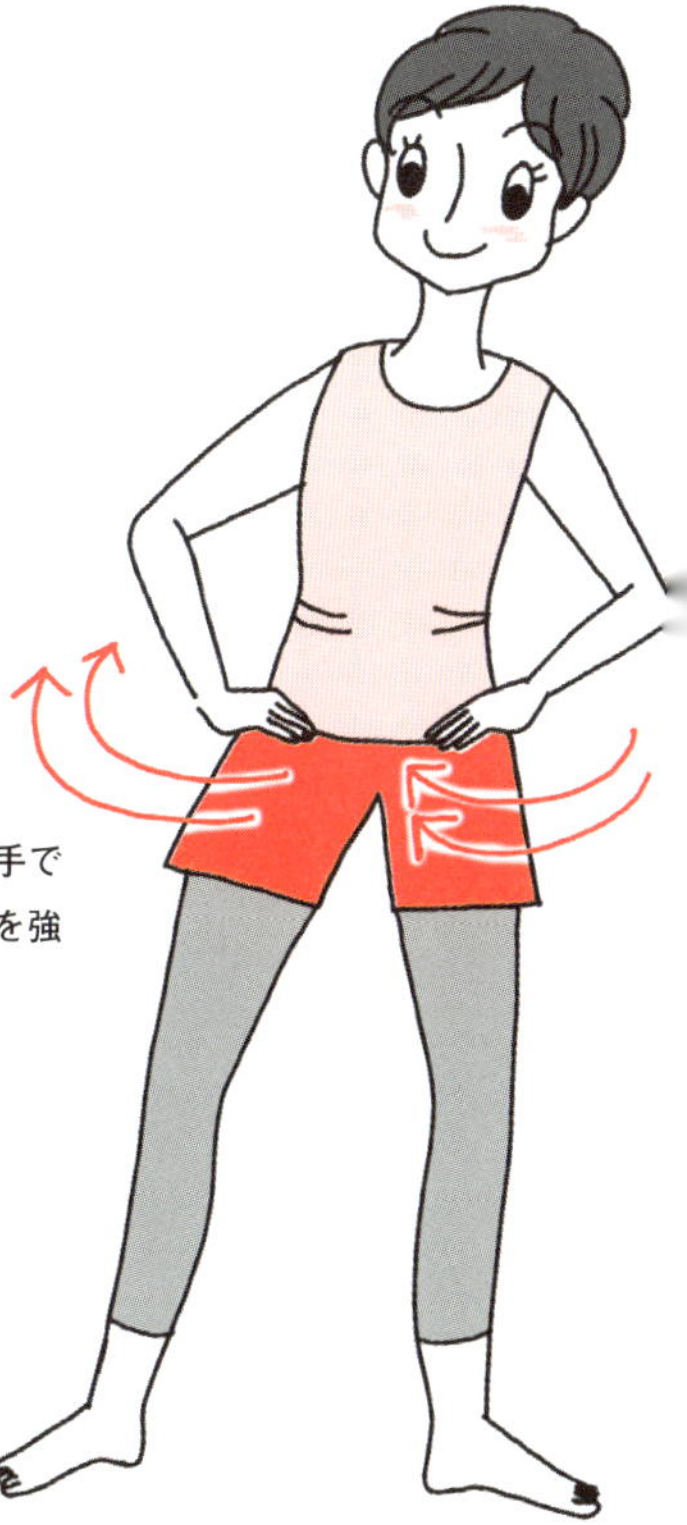

①背筋を伸ばして立ち、右手で腰骨の上、左手で肋骨の下を強くつかむ。

②肛門を締めながら腰を右回り左回りに大きく８回まわす。

(4)足首ゆらしストレッチ

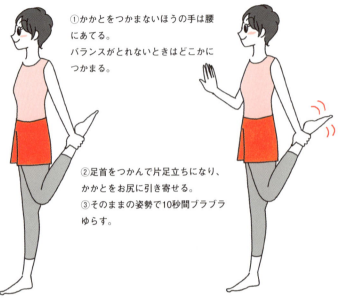

①かかとをつかまないほうの手は腰にあてる。
バランスがとれないときはどこかにつかまる。

②足首をつかんで片足立ちになり、かかとをお尻に引き寄せる。
③そのままの姿勢で10秒間ブラブラゆらす。

(5)お腹ひねりストレッチ

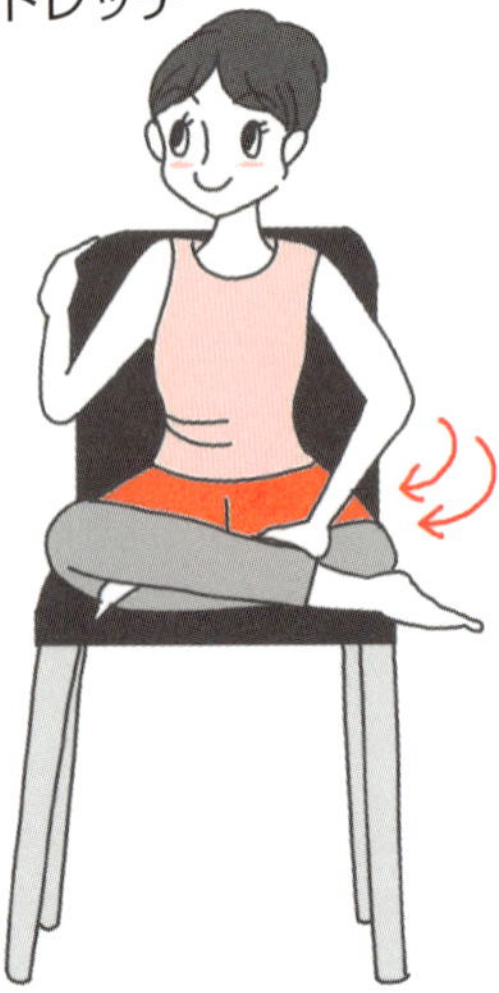

①いすに腰かけて右足を上にした体勢で両足を組む。
②上にした足の方向にお腹をひねる。このとき右手でいすの背をつかみ、左手で足が動かないように押さえる。
③左側も同様にお腹をひねる。

50. 朝、だるいときの1分ストレッチ

朝の目覚めが悪いと、体がだるい、やる気が出ない、気分がのらない、と悪循環です。同じように腸も調子が上がりません。**体を目覚めさせるには、腸の運動を活発にすることが大事です。**

体を目覚めさせるには、朝起きてすぐにできる5つの簡単なストレッチが有効です。

ストレッチをすることで同時に副交感神経のはたらきもアップし、自律神経のバランスも改善されます。

その日の気分や体調によって1日1分でもいいのでストレッチをおこない、習慣にしたいものです。

・簡単ツイスト

あお向けになりお腹の力をぬく。両ひざをそろえゆっくりと左右に倒す。

・体側伸ばしストレッチ

まっすぐに立ち、両腕をしっかり伸ばし、頭上で手を組む。息を吐きながらゆっくり上体を横に倒し、息を吸いながら元に戻す。同様にゆっくりと前に倒し息を吸いながら元に戻す。

・腸刺激ストレッチ

うつ伏せになりひざを曲げ、両手で支えながら上体を反らし30秒キープ。

腰の下にクッションをしき、あお向けになり上体を浮かせる。

・上半身を伸ばすストレッチ

両足を肩幅に開き、両腕を前方に伸ばす。一方の手でもう一方の手をつかみ横に伸ばす。

・お腹しぼりストレッチ

両足を肩幅に広げて立つ。両手で大腸のあたりのお腹をしっかりとつかみ、呼吸しながらお腹を反らしたり、お腹をしぼる。両手でギュッとお腹をしぼりながら、ゆっくり息を吐き、体を前に倒す。

朝、だるいときのストレッチ

(1)簡単ツイスト

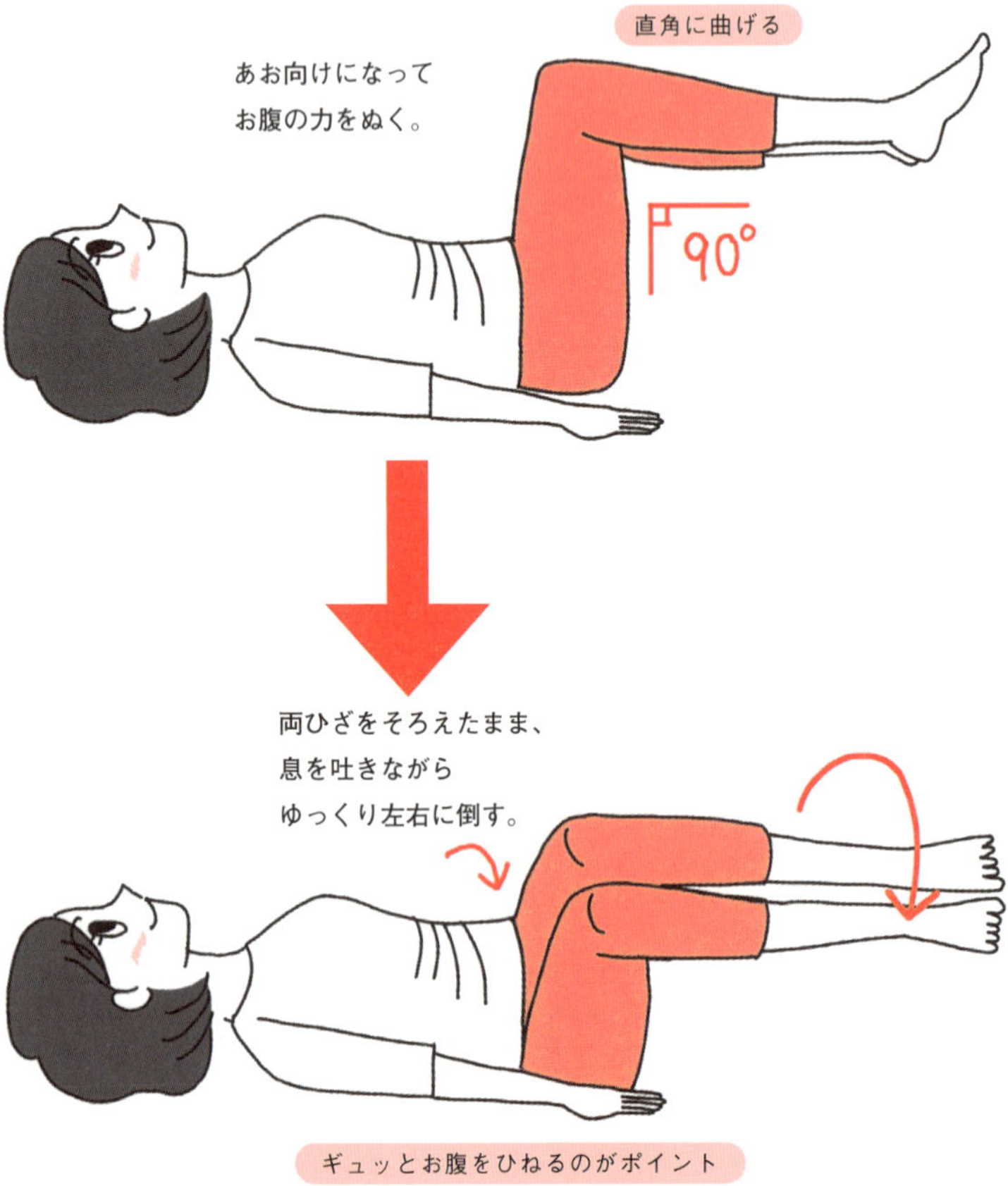

(2)体側伸ばしストレッチ

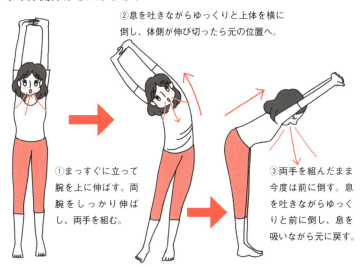

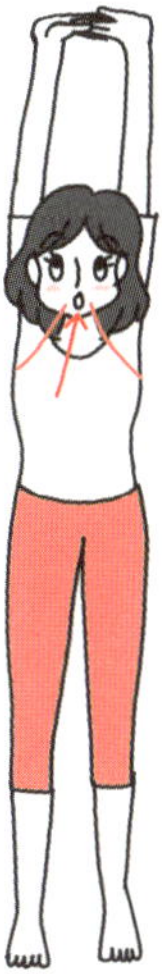

①まっすぐに立って腕を上に伸ばす。両腕をしっかり伸ばし、両手を組む。

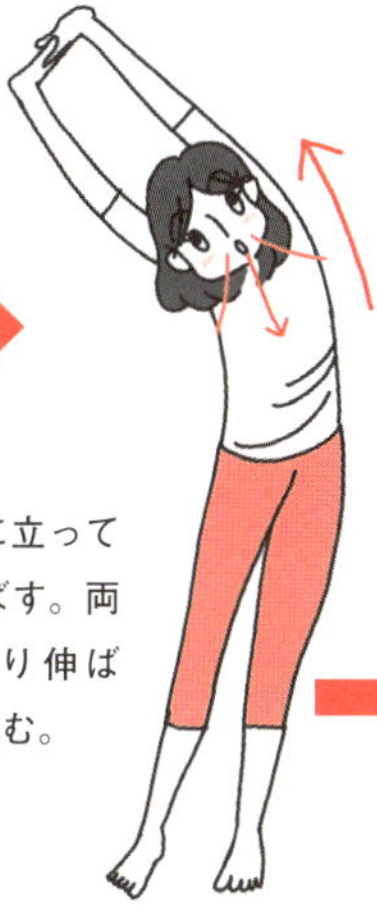

②息を吐きながらゆっくりと上体を横に倒し、体側が伸び切ったら元の位置へ。

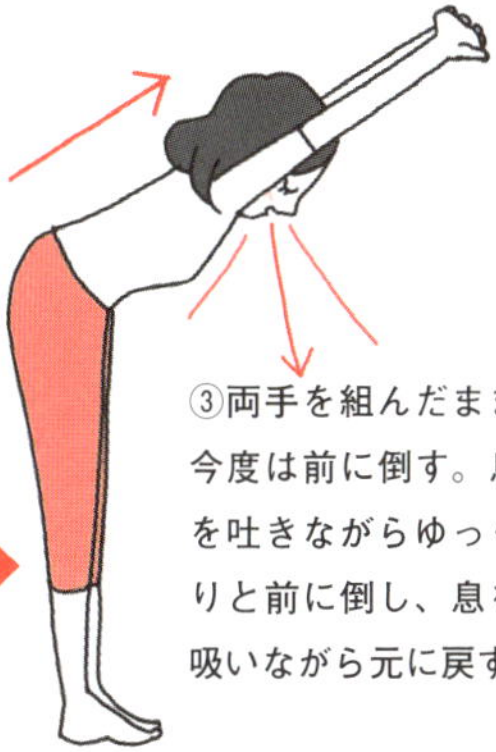

③両手を組んだまま今度は前に倒す。息を吐きながらゆっくりと前に倒し、息を吸いながら元に戻す。

(3)腸刺激ストレッチ

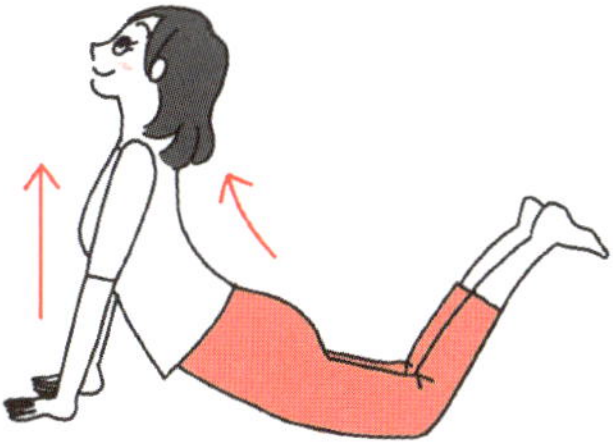

①うつ伏せになりひざを曲げ、両手で支えながら上体を反らして30秒ほどキープする。

②ゆっくり深呼吸をする。

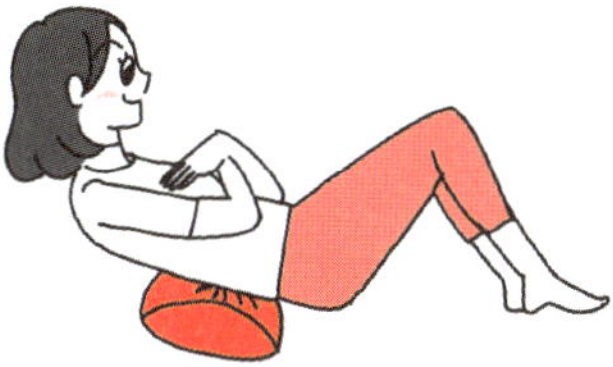

③腰の下にクッションをしいてあお向けになり、ひざを立て、手を胸の上でクロスさせる。

④おへそが見えるように上体を浮かせる。

呼吸をしながら20回繰り返す。

腹筋の強化にもなる。

(4)上半身を伸ばすストレッチ

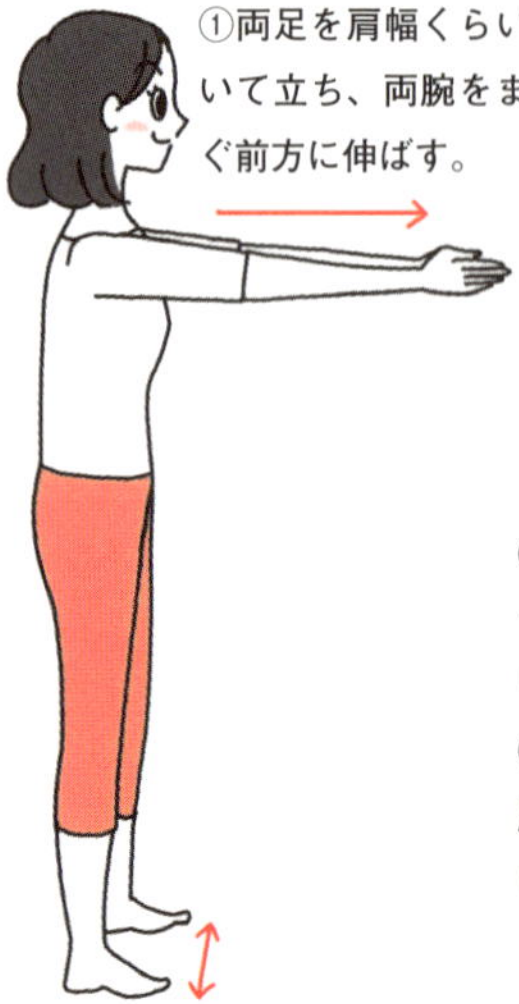

①両足を肩幅くらいに開いて立ち、両腕をまっすぐ前方に伸ばす。

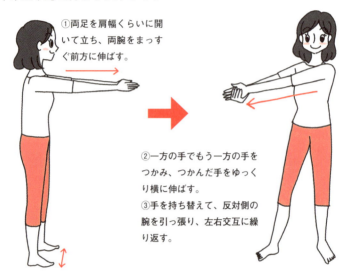

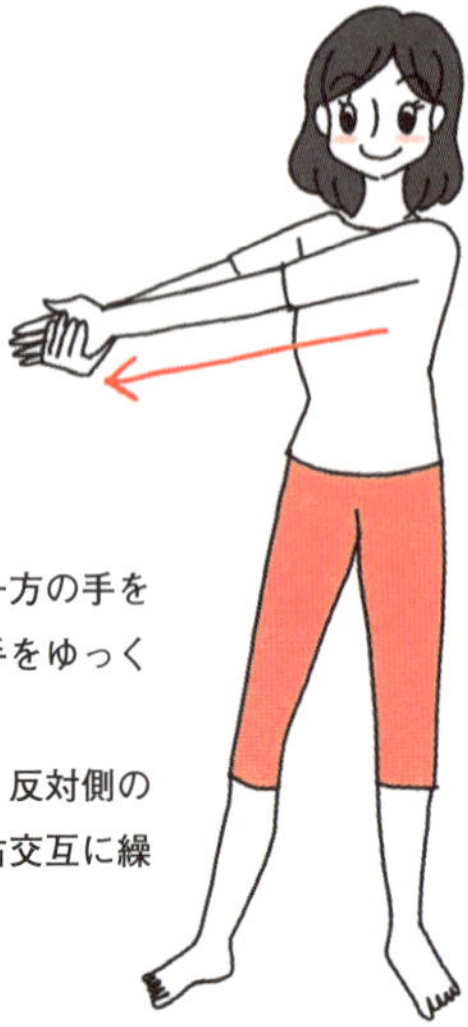

②一方の手でもう一方の手をつかみ、つかんだ手をゆっくり横に伸ばす。
③手を持ち替えて、反対側の腕を引っ張り、左右交互に繰り返す。

(5)お腹しぼりストレッチ

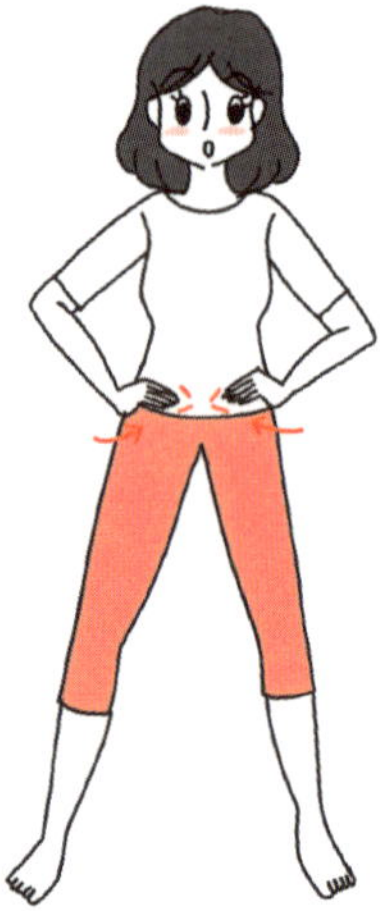

①両足を肩幅に広げて立つ。両手で大腸のあたりのお腹をしっかりとつかみ、呼吸しながらお腹を反らしたり、お腹をしぼったりする。
②両手でギュッとお腹をしぼりながら、ゆっくり息を吐き、体を前に倒す。この動作を5回から10回繰り返す。

体の調子がよくなる50の方法

キリヌキ

キリヌキ

キリヌキ

キリヌキ

キリヌキ

参考文献

- 『自律神経を整える「あきらめる」健康法』（KADOKAWA）：小林弘幸
- 『自律神経を整える「わがまま」健康法』（KADOKAWA）：小林弘幸
- 『自律神経 医師も実践する最高の整え方』（マキノ出版）
- 『整える習慣』（日経BP）：小林弘幸
- 『Tarzan特別編集 決定版 自律神経を整える。』（マガジンハウス）
- 『自律神経にいいこと超大全』（宝島社）：小林弘幸
- 『眠れなくなるほど面白い 図解 自律神経の話』（日本文芸社）：小林弘幸
- 『結局、自律神経がすべて解決してくれる』（アスコム）：小林弘幸
- 『医者が考案した「長生きみそ汁」』（アスコム）：小林弘幸
- 『自律神経を整える最高の食事術』（宝島社）：小林弘幸

本書は

『図解だからわかる 部屋で自律神経を整える』（小社刊）を

改題、再編集したものです。

毎《まい》日《にち》の体《たい》調《ちょう》がよくなる本《ほん》

ちょっとしたことだけど効《こう》果《か》的《てき》な方《ほう》法《ほう》50

2025年3月15日　初版第1刷発行

著　　者　小《こ》林《ばやし》弘《ひろ》幸《ゆき》

発 行 者　笹田大治
発 行 所　株式会社興陽館
〒113-0024　東京都文京区西片1-17-8　KSビル
TEL 03-5840-7820　FAX 03-5840-7954
URL https://www.koyokan.co.jp

装　　丁　長坂勇司（nagasaka design）
校　　正　結城靖博
図 作 成　桜井勝志（アミークス）
イラスト　本山浩子
編集補助　飯島和歌子　木村英津子
編 集 人　本田道生

印　　刷　惠友印刷株式会社
D　T　P　有限会社天龍社
製　　本　ナショナル製本協同組合

ISBN978-4-87723-338-9 C2077